公共卫生思政系列

百年党史中的公共卫生

夏 敏 韦艳宏 主编

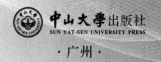

中山大學出版社
SUN YAT-SEN UNIVERSITY PRESS
·广州·

图书在版编目（CIP）数据

百年党史中的公共卫生/夏敏，韦艳宏主编．—广州：中山大学出版社，2024.5

（公共卫生思政系列）

ISBN 978 - 7 - 306 - 08102 - 5

Ⅰ．①百…　Ⅱ．①夏…　②韦…　Ⅲ．①公共卫生—医学史—中国—教材　Ⅳ．①R126.4 - 092

中国国家版本馆 CIP 数据核字（2024）第 098284 号

BAINIAN DANGSHI ZHONG DE GONGGONG WEISHENG

出 版 人：王天琪
策划编辑：吕肖剑
责任编辑：吕肖剑
封面设计：曾　斌
责任校对：林　峥
责任技编：靳晓虹
出版发行：中山大学出版社
电　　话：编辑部 020 - 84110283，84113349，84111997，84110779，84110776
　　　　　发行部 020 - 84111998，84111981，84111160
地　　址：广州市新港西路 135 号
邮　　编：510275　　　　　　传　真：020 - 84036565
网　　址：http://www.zsup.com.cn　E-mail：zdcbs@mail.sysu.edu.cn
印 刷 者：佛山市浩文彩色印刷有限公司
规　　格：787mm×1092mm　1/16　9.5 印张　156 千字
版次印次：2024 年 5 月第 1 版　2024 年 5 月第 1 次印刷
定　　价：38.00 元

如发现本书因印装质量影响阅读，请与出版社发行部联系调换

编 委 会

融思政教育于专业培养

——"公共卫生思政系列"丛书序

陈春声

做好课程思想政治（简称"思政"）工作，是落实"三全育人"理念具有关键性意义的重要环节。如何在每一位任课教师的专业课程教学过程中，道法自然，润物无声，将思政教育的养分有机融入高层次专业人才培养的土壤之中，有效地达到知识传授、价值塑造和能力培养多元统一的目标，仍是高等教育界各位同仁正在孜孜以求的重大课题。令人高兴的是，中山大学公共卫生学院的教师们在自己的专业领域做了可贵的探索。中山大学出版社出版的"公共卫生思政系列"丛书，为课程思政工作提供了一个可重复、可借鉴的范例。

中山大学公共卫生学院的教师们在教师党支部的引领下，结合各二级学科的特点和资源，胸怀"立德树人"，培养德智体美劳全面发展的公共卫生事业年轻一代专业工作者的责任感和使命感，编写了《职业卫生与职业医学课程思政案例集》《流行病学课程思政案例集》《儿童少年卫生学课程思政案例集》《营养与食品卫生学课程思政案例集》《环境卫生学课程思政案例集》《卫生管理学课程思政案例集》《卫生毒理学课程思政案例集》《卫生统计学课程思政案例集》和《百年党史中的公共卫生》9 本与专业教学内容密切配合的辅助教材。这些教材以丰富、生动的专业案例，着力让学生从公共卫生与预防医学专业课程中体验和感悟爱国精神、专业精神、求实精神及奉献精神，恪守规范，自成体系，讲求情理融汇，以文化人。这样的努力，真的是难能可贵。

公共卫生与预防医学旨在以多学科融合的方式，组织社会力量共同努力，改善环境卫生条件，培养人们良好的卫生习惯和文明的生活方式，研究疾病的发生与分布规律以及影响健康的各种因素，制定预防对策和措施，预防与控制传染病和其他疾病的流行，提供医疗服务，达到促进人民身体健康、提高生命质量的目的。因此，公共卫生与预防医学学科的专业教学内容，天然地蕴含着关注人群、造福百姓、胸怀家国、服务人类命运共同体的思政教育成分。一代代为人类健康事业做出贡献的公共卫生与预防医学领域的前辈学者，更是后来者接续奋斗的不朽榜样。这些都为本学科课程思政教学奠定了厚重的学术基础，提供了丰富而感人的专业案例。

翻阅这套丛书，其中选录的 200 多个案例内容涵盖古今中外，既包括古代中国与百姓健康相关的思想和实践，也有近代欧美公共卫生与预防医学发展过程中的经验与教训；既系统讲述了苦难辉煌历程中历代中国共产党人对公共卫生事业的重视，也阐释了近年党和国家正确应对重大公共卫生事件的举措和政策；既有本学科发展历程中重要的科学实验、队列研究、疾患救治等丰富而生动的案例，又有一些因生态恶化、环境污染、劳动保护不足等引发对人群健康问题反思的个案。案例平实且深刻，专业而不造作。

习近平总书记高度关注公共卫生与预防医学事业的发展，重视高素质公共卫生人才的培养，明确提出"要建设一批高水平公共卫生学院，着力培养能解决病原学鉴定、疫情形势研判和传播规律研究、现场流行病学调查、实验室检测等实际问题的人才"[1]。中山大学公共卫生学院的教师们，根据习近平总书记的指示和精神，努力为公共卫生与预防医学高素质人才的自主培养添砖加瓦。相信这套由该学院各二级学科近 20 位教师合作主编的丛书，对于公共卫生与预防医学专业的教师和学生们来说，都是开卷有益的。

让人印象深刻的是，这套丛书自编写之初就高度重视其运用于专业教学实践的可操作性。丛书各分册的选题和公共卫生与预防医学专

---

[1] 习近平：《构建起强大的公共卫生体系为维护人民健康提供有力保障》，载《求是》2020 年第 18 期，第 7 页。

业本科教学基础课的体系相衔接，篇章目录与国内大多数公共卫生学院必修课的教学大纲基本一致。尽管这套丛书是集体合作的成果，汇聚了各学科专家和众多工作人员的智慧与辛劳，但保持了体例一致、章节篇幅规整和文字叙述风格相近的特点，较好地达到了专业辅助教材编写的标准。可以说，这是一项在课程思政建设中具有可重复性意义的工作，其经验值得在其他专业的课程思政教学中推广。

中山大学公共卫生与预防医学学科具有优良的办学传统和丰厚的学术积累，在筚路蓝缕、追求卓越的不凡历程中，形成了富有特色的"教学育人为主体、科学研究为先导、服务社会为己任"的办学理念，成绩斐然。尤其令人感佩的是，中山大学公共卫生与预防医学专业师生们的大爱之心和奉献精神。适逢中山大学世纪华诞之际，"公共卫生思政系列"丛书的出版，也可视为献给百年校庆的一份贺礼。

是为序。

目　　录

第一章　百年党史中的公共卫生发展
（1921—1949 年）

第一节　新中国成立前关于医疗卫生的发展及条例

1922 年 7 月，中国共产党第二次全国代表大会召开。大会通过了《中国共产党章程》，其中第七项明确提出了保护劳动者的健康及福利。中国共产党自成立起提出的有关医疗卫生的思想和主张，成为此后《中华人民共和国宪法》关于医疗卫生事业规定的重要理论渊源。

1927 年 9 月，中共江西省委发布《江西省革命委员会行动政纲》。其中提出："积极进行各种公众卫生事业的建设，如建立免费的普通医院、特别医院（如疯人院、废疾院等）。"

1927 年 10 月，在毛泽东的指示下，红军医院在茅坪的攀龙书院旧址成立。该医院是江西红色革命根据地成立的第一所后方医院，由曹荣任院长。成立初期，该医院只有 3 名医生，看护、担架人员各 10 余人；到了次月，增加了 3 名中医并设立了医疗室和药房。当时，该医院的设备十分简陋，药材极其匮乏。医务人员不畏艰辛、艰苦奋斗，发动群众，就地取材，用竹木制作夹子、药刮、药筒等器械；同时，他们也收集民间药方，采挖草药，配制中药。他们齐心协力、共克时艰，确保受伤士兵得到及时治疗，重新投入战斗。

1931 年 11 月，中华苏维埃共和国临时中央政府颁布《中华苏维埃共和国宪法草案》（简称《宪法草案》）。其中规定："在苏维埃政权领域内的工人、农民、红军兵士和一切劳苦民众及他们的家属，不分男女、种族、宗教，在苏维埃法律面前一律平等。""中国苏维埃政权以彻底地改善工人阶级的生活状况为目的。"以根本大法保障工农大众的权益。至1931年12月，中华工农兵苏维埃第一次代表大会通过的《中华苏维埃共和国劳动法》（简称《劳动法》），更直接地关注人民的医药问题。其中规定："对一切雇佣劳动者实行免费的医药帮助，不论是普通病或因工作致病、遇险受伤、职业病等，都支付医药费，其家属也同样享受免费的医药帮助。"在《宪法草案》和《劳动法》的指导下，苏维埃中央政府积极领导医疗卫生事业的建设和卫生防疫运动的开展。与此同时，中华苏维埃共和国临时中央政府革命军事委员会正式成立，下设总军医处（后改称总卫生部）。

1932年1月，中华苏维埃共和国临时中央政府人民委员会第四次常委会颁布《卫生运动纲要》，决定在苏维埃区域内开展以预防常见病、流行病为主要内容的卫生防疫运动。包括：

（1）凡居民所在地的所有圩场、村落、街道、天井、店铺、住室及公共场所，每半月大扫除一次；潴留污水的水道、水池、沟渠要开通；脏物应集中于圩场、村落以外之地进行焚烧。

（2）在个人卫生预防方面，要求家庭用具及衣褥要洗涤干净，在日光下暴晒消毒；每个人要理发、刷牙、洗澡。在食物卫生预防方面，要求各地挖井吃清洁水，井口必须高于地面一尺；河水必须疏通，不准将污物及死物抛弃河中；一切食物煮熟后吃；不可与传染病人同食；等等。

（3）宣传普及医学卫生知识，要求各级卫生运动委员会推动俱乐部、夜学、小学、识字班、工会、雇农工会、贫农团、少先队、赤卫军、妇女代表会和儿童团等组织，利用各种机会，对群众宣传，要使人人明白疾病发生的原因和讲卫生的好处。苏区各地的卫生防病教育浅显易懂、深入人心。如《卫生歌》所唱："要同疾病作斗争，大家就要讲卫生。假使卫生不讲究，灵丹妙药也闲情，病痛多哩真辛苦。"

（4）创办《健康报》《红色卫生》等刊物，大量刊载卫生简讯和卫生知识，推动苏区的卫生防疫运动。

表 1-1　20 世纪 30 年代苏区群众疫病感染、死亡情况

年份	疫病名称	受灾地区	染病和死亡人数	资料来源
1931 年	烂脚病、疟疾、痢疾	玉山（闽浙赣苏区）	9/10 农民生病	《闽浙赣革命根据地史料选编》（上），江西人民出版社 1987 年版，第 398 页
1931 年	烂脚病、疟疾、痢疾	上饶（闽浙赣苏区）	8/10 农民生病，死的人在五六千以上	同上
1931 年	烂脚病、疟疾、痢疾	余江（闽浙赣苏区）	农民有十分之五六生病	同上
1931 年	不详	鄂豫皖苏区	1/3 以上的群众染病	《中华苏维埃区域社会变动史》，当代中国出版社 1996 年版，第 279 页
1931 年	麻疹斑疹伤寒	南江（川陕苏区）	死亡率约 30%	《川陕革命根据地历史长编》，四川人民出版社 1982 年版，第 526 页
1932 年	不详	公略县（中央苏区）	死亡 1167 人	《中央革命根据地史料选编》（下），江西人民出版社 1981 年版，第237 - 238 页
1932 年	痢疾	安远县沙含区（中央苏区）	死亡 10 人	同上

续表 1-1

年份	疫病名称	受灾地区	染病和死亡人数	资料来源
1932 年	痢疾	宁都县（中央苏区）	1300 人染病，100 多人死亡	同上
1932 年	不详	兴国县（中央苏区）	40 余人死亡（六七月间）	同上
1932 年	痢疾	赣县（中央苏区）	死亡极多（数目不详）	同上
1932 年	传染病	富田（中央苏区）	约 60 人死亡（一天）	中央档案馆影印本《红色中华》第 5 期，1932 年 1 月 13 日
1932 年	天花	闽浙赣苏区	1000 多个小孩死亡	《方志敏文集》，人民出版社 1985 年版，第 303-304 页
1932 年	打摆子、烂脚、秋痢	萍乡、攸县（湘赣苏区）	群众病了十分之八九，萍乡死亡 2000 人以上	《湘赣革命根据地》（上），中共党史资料出版社 1990 年版，第 387 页
1932 年	伤寒	宣汉柏树乡（川陕苏区）	1 万多人有 1/3 染病	同上
1934 年	痢疾	川陕苏区	以日计死亡最高纪录达 170 余人	同上

　　1932 年 1 月，项英在《红色中华》上发表社论："临时中央政府已开会做了一个讨论，拟定了许多具体防疫办法，并决定在中央区举行一个防疫的卫生运动。"具体办法：①每地规定每月举行一次卫生运动，发动男女老少，有组织地分组来打扫和清洗房屋及其周围。②凡是一些不洁净的肮脏东西，将它焚毁干净；一切臭水沟泔汁，要将它清洗干净。③用石灰水洒在污秽的地方。④一切腐烂的东西不要

吃。⑤过去战争区域掩埋死尸的地方，用土加盖厚些；未掩埋的腐尸，赶快掩埋；放过死尸的地方，都用石灰水清洗。⑥发现瘟疫的地方，病人吃的东西和用的物件，不要共吃共用，将病人尽快送到附近的医院。

1932年2月10日，依据福建四都红十二军后方总医院的建议，中央机关报刊上又刊登较为科学的卫生防疫方法，内容较前文更加翔实细致。该文提到的预防工作有7项：

（1）痘疮预防方法，种牛痘苗；虎列拉（霍乱）预防方法，注射虎列拉血清。各种传染病，都可先注射传染病的血清（如白喉、伤寒、鼠疫）。已患传染病的人迅速送入医院。若太远，在家调养，必须远居；每天只可指定一人招呼，所用器具、被服、碗箸等不能与常人共用；房内注意清洁消毒，消毒用石灰水。

（2）公众卫生，十天或半月举行大扫除一次。疏通沟坑，不可注藏在湖沼里，龌龊东西或烧或埋均可。

（3）饮食方面，水用砂滤法，在瓦缸底下凿几个小孔，孔上铺清洁的砂砾，厚约五寸，炭上再铺小石细砂，砂上又铺碎木炭，厚约五寸，炭上继续铺小石细砂，砂上又铺石砾。这样水从细砂木炭中滤过，水中混合泥沙物被细砂阻隔，水内溶解的有机毒物也被木炭吸收，故此，滤过的水较为清洁，才可以用。菜蔬食物，选择新鲜洁净的，不能贪求口味；腐败的、未煮熟的不能乱吃。

（4）居住地方，每日打扫一次，没有消毒水，可用石灰水消毒。纸烟、烟筒、手帕等不能共用。

（5）市场所卖猪肉、牛肉、菜蔬、食品等经政府检查，有病的、腐败的不准卖，一律送去填埋。

（6）衣服、手帕、鞋袜等洗洁净后，用高热消毒，晒干才可穿着。

（7）深埋死尸。一般死尸要深埋五尺以下，传染病人的死尸要深埋到一丈以下，或可在距离村乡（五里外）进行焚烧。

1933年2月，湘赣省军医处医务科翻印《防疫简则》手册，发放给红军战士和工农群众。该简则内容包括3项：

（1）介绍几种常见传染病，包括天花、痢疾、疥疮等，并提出隔离、消毒等对策。

（2）宣传个人与公共卫生知识，包括厕所清洁、污水集中处理以及个人每日洗漱、注意饮食等。

（3）当传染病出现时，应主动迅速地向上级机关汇报。红军军医处会立刻派员诊治，指导疫情的处理，同时划定疫病区隔离消毒。

手册简单易懂，科学地普及了传染病知识，增强了红军战士与苏区群众预防疾病的意识。

1933年3月，苏维埃中央政府颁布《卫生运动纲要》。其中提出：

（1）苏维埃政府是工农自己的政府，它要注意解决工农群众一切切身痛苦，污秽和疾病就是他们要解决的一个大问题，针对当时苏区流行的痢疾、疟疾、下肢溃疡和疥疮四大疾病，《卫生运动纲要》详细介绍防疫措施。

（2）要求有卫生运动的组织，分为城市、乡村、机关、部队四种，都要组成卫生运动委员会和卫生小组。

（3）要求各级卫生运动委员会推动俱乐部、夜学、小学、识字班、工会、雇农工会、贫农团、少先队、赤卫军、妇女代表会和儿童团等机关及团体，利用机会，对群众宣传，要使人人明白疾病发生的原因和讲卫生的益处。

1933年1月，中央军委总卫生部颁布《连一级卫生勤务》（卫生员工作大纲），9月颁布《师以上卫生勤务纲要》，指出：卫生员应逐日去考察并纠正一切不卫生状况（如不准吃辣椒等刺激性食物）。这个大纲的提出，意味着已经是在全军范围内要求"不准吃辣椒"。各级组织提出了相应措施，如湘赣军区卫生部的工作计划中也提出"不准乱吃辣椒"。

此外，党和政府又让卫生防疫知识走入课堂，例如：1934年3月，瑞金九堡区彭杨学校政治部和卫生所就进入列宁小学宣讲，大大提高小学生们参加大扫除和卫生工作的积极性。1934年3月16—22日，党中央决定在黄安、云集、黄柏等疫区，开展"防疫运动周"

活动。活动内容包括：

（1）存在疫病的区域，在防疫运动周内，暂时停止群众大会和演剧，严防传染。

（2）各地群众和各机关中发生疫情，立刻上报防疫委员会，以便派医护人员医救；凡经过该会检查，认定是传染者，须将该员送至防疫委员会的隔离所。

（3）在防疫期间，各地务必进行大扫除一次，洗通沟壑，封塞鼠洞，打扫内外住地。

（4）掩埋死尸，死者必须立死立埋，不要存柩；原先没有埋好的，必须加盖泥土至六七尺厚。

（5）开通或疏通吃水井，不要喝塘水；死尸及其污秽物件，不得丢弃河中，以免影响大众卫生。

广泛而又多样性的卫生防疫宣传，打破了苏区群众的迷信观念，保障了工农群众的生命健康，从而提高了苏区工农生产积极性与前方红军战士的士气。除了报刊上的积极宣传，党中央也高度注意防疫工作，将相关内容写入宣传手册与条令中。

1934 年 10 月至 1936 年 10 月，中国工农红军主力开展战略转移行动，进行长征。在长征途中，红军开展的卫生措施主要包括：

（1）及时救治和安置伤病员。例如：为挽救每一个伤病员，红军建立层层相连的战时救护体系，从连、营、团、师、军直至中央，分别设立战地救护小组、救护所、卫生队、卫生部、野战医院和后方医院，以及中央军委总卫生部。对于伤病员的救治，基本上采取自下而上的分级治疗，以保持从前线包扎到后续治疗的连贯性；为缩短救护伤员的距离，还将战场救护工作放在连一级，确保能在第一时间内对伤病员进行抢救处理，提高伤病员的生还概率。

（2）就地取材中草药土法治疗。医护人员利用一切条件就地取材，采用中草药、土方土法为伤病员疗伤治病。例如：用碱浸泡后经反复煮沸的棉布来替代纱布；用猪油、牛油或酥油代替凡士林配制软膏；用树木、竹片代替夹板固定伤员骨折；用牛羊的肝脏来治疗雪盲症；用吃大蒜的方法治疗或预防痢疾和疟疾；等等。

（3）有效开展卫生预防工作。建立一套"行军卫生"的完整保障体系。譬如：在行军前，对战士进行宣传教育，指导他们不喝生水、不吃不洁净的食物、穿好鞋或草鞋、打绑腿不要过紧或过松、要用热水洗脚、宿营时避开有传染病的村庄和房舍等。尤其是在翻越终年积雪、空气稀薄、极易发生冻伤及急性高山缺氧状况的雪山之前，医护人员提出了预防高山病和冻伤的应急措施，要求大家出发前吃热汤饭，准备生姜、辣椒或烧酒御寒，在山上行走不可停顿，呼吸困难时慢走并深呼吸。在经过地广人稀、遍地沼泽的草地之时，医护人员则提出了对野菜、蘑菇中毒和皮肤干裂等预防措施并进行严格监督。经过充分宣传和准备，红军减少了不必要的损伤。在行军过程中，医护人员逐一排查战士的健康状况，为身体状况异常的战士进行医治，早发现、早干预、早治疗。在营地休息时，卫生员还认真检查伤病员的伤口病情，指导伤病员"倒脚"（把下肢垫高），以避免下肢因长期不动导致的静脉曲张、溃疡等并发症。

（4）加强培养医疗卫生人才。广泛吸纳中医、"土郎中"等医技人员，进入红军医护团队，以加强队伍建设。同时，注重组织医护学校，以速成方式培养医护人员。因战时特殊，随军的医护学校大多无法正常上课，均创造条件，争取复课。例如：1935年1月，中央红军占领遵义城，进行短期休整。其间，医护学校第一时间进行复课并招收近200名新学员，进行战场紧急救护、疾病防治和行军医疗护理等科目培训。

1937年7月，陕甘宁边区政府成立边区医院。抗日战争期间，中国共产党领导的陕甘宁边区的医药卫生工作成绩卓著。在极端落后的条件下，一个廉价、高效、普遍覆盖的公共卫生、基本医疗服务和卫生人才培养体系迅速得以建立，对边区卫生建设和保障军民健康发挥了重要作用。这一时期，广大边区医务工作者在党中央、中央军委和边区政府的正确领导下，在人民群众中大力开展卫生知识宣传，扫除封建迷信思想，改善卫生环境和个人卫生习惯，防治传染病，提高群众的健康水平。1937年7月，陕甘宁边区政府颁布《陕甘宁边区卫生行政系统大纲》，规定陕甘宁边区的医疗卫生事业全部归属陕甘宁边区政府民政厅直接管理。

1937 年 11 月，晋察冀军区后方医院成立。该院是伟大的国际主义战士白求恩创建并工作过的医院。1939 年 11 月 12 日，白求恩以身殉职。为了纪念他，1940 年 1 月 5 日，该院更名为白求恩国际和平医院。抗日战争时期，这所医院战斗在最前线，救治伤病员 1163 万余人次，协助白求恩医务士官学校培养医务干部 1500 余人，是晋察冀边区医疗卫生和医学教育中心。和平建设时期，白求恩国际和平医院牢记"对工作极端负责、对同志对人民极端热忱、对技术精益求精"的白求恩精神，出色完成了抗震救灾、抗击非典、国际维和等重大卫勤保障任务，先后涌现出"战斗英雄"邢竹林、"特等功臣"崔志英等百名功臣英模，以及"新时期的白求恩"石磊、"勤政廉政好院长"侯艳宁、"白求恩式好军医"张笋和"时代先锋"白求恩医疗队等重要典型，成为我军卫勤战线的杰出旗帜。

1937 年 12 月，中国医科大学成立于陕西延安城东柳树店。该校首任校长为王斌，教员包括薛公绰、谭壮、马旭、季钟朴、黄树则、鲁之俊等人。该校坚持以"培养政治坚定、技术优良、为革命工作、为大众服务的卫生干部"为目的，下设 7 个学系：药理、病理、生理、解剖、细菌、内科、外科。除日常教学工作之外，该校同时兼管晋察冀军区后方医院的相关工作。

1938 年 1 月，陕甘宁边区政府成立边区卫生委员会。陕甘宁边区政府建立防疫总委员会后，在区、乡、村成立防疫小组，又分设疫病防治卫生委员会、卫生员等，使防疫工作深入乡村和家庭里，构建起健全的卫生防疫体系，及时有效地阻断疫病传播。在公共卫生福祉方面，陕甘宁边区卫生处从 1941 年初到 1944 年共组织注射预防针剂 7723 人、种痘 110473 人。这些疫苗的注射有效保障了人民的生命安全，推动了边区传染病的防治工作。当时的陕甘宁边区政府建立了一套较为有效的"四步联动"传染病防控机制，初步实现了疫前预防、疫发报告、疫源隔离、疫因调查，在传染病的防控及患者救治中起到了非常重要的作用。

1938 年 4 月，《新中华报》专门设置了"疾病防疫"专栏，提出疫病防治应该注意的 8 条事项：

（1）保持河流、井水干净清洁，严格禁止任何人在河流、井水里洗澡和洗衣服。

（2）应经常保持房屋室内外清洁清爽，防止蚊虫、苍蝇乱飞乱撞从而致使病毒间接传播。

（3）不要经常乱堆积垃圾污染物，必须随时做到打扫干净。

（4）绝不允许喝生水或凉水，不吃生的或冷的食物。

（5）一切饮用水和食物必须煮至沸腾后才能食用。

（6）特别要注意防止敌特汉奸潜伏混入携带病毒素瓶子或其他器具散布毒菌。

（7）防止敌特汉奸在根据地对军民进行含毒物质的贩卖。

（8）努力开展扑打蚊虫苍蝇运动，防止病毒快速传播扩散。

此后，《新中华报》《解放日报》多次刊发"把卫生运动广泛地开展起来""重视防疫""夏季防疫工作"等社论、时评及其他预防疾病知识的科普文章。

1938 年 12 月，《新中华报》又规定了关于牲畜疫病防治办法，指导群众试种牛痘疫苗和猪瘟疫苗，并提醒广大群众要养成良好的卫生习惯，日常生活要注意个人卫生。据不完全统计，自 1941 年 11 月 24 日《解放日报》开辟"卫生"专栏起，先后刊载医药卫生方面的文章 200 余篇。

1938 年 8 月，八路军药厂成立，并于次年 1 月正式投入使用，这是中国共产党创立的第一个制药企业。该药厂的厂址开始位于关中分区赤水县清水源吕家村，后迁至延安城东 25 公里处的姚店子张二村。10 月，八路军卫生部从西安购置了部分设备和原料，从国统区动员了十数位药工，在赤水县（今旬邑县）清水源吕家村创办八路军卫生材料厂，着手试制药品和医疗器材。随后，八路军卫生部又接收了从香港转来的数辆卡车及医药器材。

八路军制药厂在人民军队中成长壮大。在战火纷飞的年月里、在敌人的围追堵截中、在极艰苦的物质条件下，八路军制药厂为人民做出了卓越的贡献。例如，在筹办制药厂过程中，厂长李维祯借用了

12 间民房，全厂干部职工热情高涨地投入工作。不到 3 个月时间，他们就用简单的工具生产出樟脑、盐酸吗啡、硝酸士的宁、氯化钙等 10 多种片剂，解热、强壮、镇咳、泻下等近 20 种中成药丸、散、膏、丹，以及药棉和纱布等卫生材料。为了解决新址问题，全厂职工苦干两个月，全力建造工房；为了解决药材原料缺乏问题，全厂职工登山采挖药材数千斤。

八路军制药厂本着"部队需要什么，就生产什么"的原则，为救死扶伤提供有力的支援。为响应党中央"自力更生、丰衣足食"的号召，八路军制药厂白手起家，利用当地的资源优势，"倚山打洞做车间，上山挖药谋原料"，克服原料不足等困难，把药品源源不断地送往前线和各根据地。他们以土代洋，利用原始的简陋工具为边区 300 万军民奉献了中、西急救药品，营养药品，防疫药品等近 300 种药品，数量相当可观。当前方作战部队的伤病员使用着自己药厂出产的药品时，都深受鼓舞，激动地说："我们的军队什么奇迹都能创造出来，我们一定能战胜敌人！"制药厂被边区政府和军民誉为"应有尽有的工厂"。制药厂为中国人民的抗日战争、解放战争的胜利做出了巨大贡献，它的发展史体现了延安精神中自力更生、艰苦奋斗、一切从实际出发的伟大精神。

1939 年 1 月，陕甘宁边区疫病肆虐，人畜的死亡率高。这对于边区最大限度集中人力、物力，发展生产、坚持抗战和争取抗战的最后胜利的方针是非常不利的。党中央和边区政府逐步认识到这一问题的严重性，朱德总司令在延安各界卫生动员大会上说："为了打赢卫生防疫这场持久战，陕甘宁边区党和政府集思广益、采纳各方面的合理建议，出台了一系列方针政策，制定了多项卫生法规开展全边区的医药卫生运动，同病疫流行的现象做斗争，做到人与财旺，好把日本法西斯打倒。"陕甘宁边区政府为切实执行好卫生防疫工作，确立了三大正确防疫方针："面向群众服务""中西医相结合""预防为主，医药为辅"。

1939 年 3 月，陕甘宁边区政府卫生处在今安塞县境内建立光华制药厂（延安市宝塔区李渠镇拐峁村）。光华制药厂厂长由越南华侨青年医师梁金生担任，建厂初期仅有 35 名工作人员。同年 6 月，光华制药厂改称为光华制药合作社，其部门设有制药间、研究间、捻药间、丸药间、干燥间、包装间、提炼间等。生产的药品主要有：止咳丸、补脑丸、八路行军散、保婴丸、痢疾丸、平胃散、退热散、调经丸等十几种中西药品。这些药材极大地缓解了战士因中暑和过度劳累而产生的症状以及由此引发的其他病痛，使他们能够保持体力同敌人作战。

1939 年 4 月 1 日，延安市总卫生委员会召开会议，布置各区成立医疗合作社。陕甘宁边区政府拨给每个区 4 万元，采取公助民办的形式发展乡村卫生事业，以便利群众就近防疫就医。李常春和陕北名医毕光斗等人积极响应中央政策，建立延安市南区大众卫生合作社、保健药社，入股 100 万元并提供义务门诊服务以协助开展业务。保健药社先后在各地建立 26 处分社，分布于延安、延川、清涧、绥德、吴堡等 20 个县市。

1939 年 7 月，陕甘宁边区政府组织中医成立了保健药社总社，边区各县纷纷成立分社，吸引并纳入众多中医从业人员，在一定程度上缓解了卫生资源紧张的状况。

保健药社把"为人民群众治病防疫"放在首位，经常组织医生深入偏远山村送医送药，开展巡回医疗。为方便群众就医，保健药社总社还安排杂货门市部、照相馆等代卖药品。边区各级地方普遍建立分社，推动了卫生防疫事业的发展，为防治传染病、解除群众疾苦做出很大贡献。据统计，仅总社在抗战期间治疗病患人数就达 2 万余人。中共中央机关报《新中华报》发表社论《把卫生运动广泛地开展起来》，文章指出："我们以后必须更广泛有计划地在全边区来热烈地进行卫生运动，把这一运动和抗战与生产更密切地联系起来，使之有更大的收获，把我们的卫生运动广泛地推动起来……这是不可缺少的伟大的抗战工作的一部分。"

野战卫生部的工作指示明确要求："轻视中医的思想必须克服，中医在部队中与西医应有同等地位。"部队的团卫生队和旅卫生处大多配置了一名或多名中医。在地方遇到流行性疾病时，中共中央也较为重视中医中药的使用，既派西医前往治疗，又动员当地中医进行防治。当时，在晋察冀边区，疟疾时有流行，是一个重大威胁。在疟疾暴发的最高峰时，部队一年发病 14000 余人。中共中央号召并推广使用中药和针灸，采用军区自制的疟疾丸等中药汤剂进行治疗。

1939 年 9 月，晋察冀边区暴雨多日。冀中许多河流决堤，加上日寇侵袭，导致一些地方疫病大流行。晋察冀军区发出命令，要求全区部队切实开展防疫工作，军区党报《抗敌》三日刊发表了《向疾病现象作斗争》一文，把消灭疾病看作紧急战斗任务，深入发动群众，形成广泛的运动，坚决与疾病现象斗争，以彻底消灭病源。

1939 年 11 月，党中央根据时任中央总卫生处处长、后任中央医院首任院长傅连暲的建议，筹集专款，在延安城北李家坬村选址建立医院。在老乡们的帮助下，中央机关带领大家先在山下的平地盖起一些平房，然后在山坡上挖出约 40 间窑洞，洞内砌了暖炕，这就是最初的延安中央医院。尽管当时医用物资极端匮乏，但医护人员从不抱怨，他们积极自助，想方设法克服困难。医院每个科室只有一支体温计，但医护人员依然确保发烧患者每 4 小时测量一次体温，普通患者每天测量两次体温，体温计使用后在酒精中消毒再次使用。注射器数量有限，大家使用起来小心翼翼。手术刀和针头用久了、用钝了，就磨锐了再用。

1940 年 3 月，陕甘宁边区政府修订了《陕甘宁边区保健药社暂行条例》和《保健药社修正章程草案》。八路军军医处专门召集各卫生机关召开了疾病防疫会议，制定了关于广大人民群众共同遵守的八项卫生纪律规定：①不要随口在室内进行吐痰；②不要随时随地进行大小便；③不要到处乱倒废弃物品及垃圾；④不要对着人脸咳嗽、打喷嚏；⑤早晨起床后务必做到漱口、刷牙、洗脸；⑥不要饮用生水，不吃冰冷生硬的食物；⑦自己得病时应与他人保持一定的距离；⑧患者医治应做到与其家属隔离开来。

1940 年 5 月，中共中央延安防疫委员会下设中央机关、边区政府、后方军事机关、留守团、延安市及延安县 6 个分委员会。由中央组织部、边区政府、延安市府、留守兵团、后方勤务部、青年抗日救国会、妇联、抗大、卫校等党政军及群众团体代表 33 人组成。防疫委员会由李富春同志任主任，刘斗争为副主任，蒋仁山为秘书。该委员会为延安防疫最高领导机关，负责延安市、县境内的防疫卫生。同时在大的机关单位及区乡级设立了防疫分会，以领导所属各单位的卫生防疫事宜，做到"防蝇有设备，公厕有制度，污水处理、个人卫生、商店的卫生均有管理，有章可循"。1940 年 5 月，党中央在延安中央大礼堂召开防疫会议，以防疫委员会为延安防疫运动中的最高领导机关，制定防疫措施。边区各单位建立防疫分会，开展以灭蝇、灭鼠，防止鼠疫、霍乱等传染病为中心的军民卫生运动。

延安时期，毛泽东亲身体验了中医药的疗效——中医李鼎铭通过中药结合按摩治愈了毛泽东反复发作的关节炎和胃病。

为贯彻"中西医相结合"的防疫工作方针，边区政府召开的国医代表大会专题讨论中医中药改进的事项，旨在更好地发挥中医中药在保障人民群众身体健康方面的医药职能，促进边区医疗卫生工作的开展，并正式成立了边区中医研究会，会章中首次提出了"国医（中医）要科学化"的号召。

新中国成立初期，中医科学化依然是中医发展的重要政策导向之一，但与近代相比，这个时期的中医科学化不仅延续了近代学理层面的探讨，还与国家的卫生政策导向密切相关。可以肯定的是，中医科学化至今仍是中医发展的重要导向之一。近代以来，西医在学科范式、教育模式、学术标准等方面深刻影响了近现代中医学术体系的构建。而对于中医尽管有一些零星研究，但对这一体系的学术评价和历史反思仍然缺乏系统性和全面性，这是当时和未来中医科学化不可回避的一个重要研究领域。

1940 年 6 月，为加强疫病防治宣传教育工作，边区政府设立疫病防治卫生处和疫病防治卫生教育设计委员会，各县也相应设置了疫病防治卫生科员，各区设疫病防治卫生员，各乡设疫病防治卫生委员会；改进了《边区卫生报》宣传内容，印发了《传染病防疫问题》《防疫须知》《军民卫生手册》以及大量疫病防治宣传单；还举办了疫病防治卫生晚会、卫生宣传周、卫生展览会等活动。1940 年，在纪念白求恩逝世一周年大会上，李鼎铭强调必须团结中医，发挥中医的作用。边区政府多次召开座谈会，专门研究中医工作问题，并正式提出了"中医科学化，西医中国化"的方针和要求。延安许多西医学习中医，虚心拜中医为师，如鲁之俊、朱琏就拜老中医任作田为师，学习针灸知识。

1940 年 6 月，陕甘宁边区政府民政厅主持召开国医代表大会，并在会上宣布成立"陕甘宁边区国医研究会"（简称"边区国医研究会"），会址在延安南兰背圪。依据《陕甘宁边区国医研究会简章》，选举产生了国医研究会执行委员，马鸿章为会长，会员分为个人与团体两种，同时提出"国医科学化"的号召。

1940 年 7 月，《新中华报》刊载《从速开展边区卫生工作》一文。文中提出，要积极组织边区中医医务工作者，进行科学的教育培训。

1941 年 4 月，家畜防疫委员会在边区卫生厅的组织下正式成立，以推动家畜防疫工作开展。同年 5 月，《解放日报》创刊并专门开辟了卫生宣传专栏，定期刊登各地区卫生工作的报告、成绩，也请医药专家撰文介绍各种传染病防治常识。1941 年 9 月 10—13 日，陕甘宁边区政府召开国医研究会第二届代表大会，在这次会议上全面讨论了"中医科学化""团结中西医"等问题并达成共识，成为边区政府发展边区医药卫生事业的指导方针。

第二节 新中国成立前的卫生法律法规与监督

1932 年 6 月，《内务部的暂行组织纲要》颁布，明确指出：卫生管理局（或科）管理医院，预防和制止瘟疫与传染病，注意公共卫生，检查车船、公共食堂及人民住宅之清洁，考验并监督医生和药剂师，检查药品及药材之营业等。

1932 年 9 月，中国革命军事委员会颁布《中国工农红军第一方面军第三次卫生会议卫生决议案》，共分为四章。第一章制定了关于个人卫生、公共卫生、驻军卫生、行军卫生、医院卫生等方面的规定。第二章提出了防疫方法，包括个人防疫、团体防疫、防疫之设施、消毒方法等。第三章关于卫生宣传，包括文字宣传、口头宣传、其他宣传和卫生检查竞赛等。第四章是附则，要求各级红军卫生机关接到决议案后须立即执行这些决议和训令，以增强红军指战员的卫生防疫知识，促进红军的卫生防疫工作。

1941年11月，陕甘宁边区第二届参议会第一次会议通过了《陕甘宁边区施政纲领》。其中第十五条规定："推广卫生行政，增进医学设备，欢迎医务人才，以达减轻人民疾病之目的，同时实行救济外来的灾民难民。"这是中国共产党领导的人民政权第一次在宪法性文件中直接规定的关于医疗卫生的条款。

第三节　新中国成立前的流行病学

1931年11月，中华苏维埃共和国临时中央政府颁布《中华苏维埃共和国宪法草案》，以根本大法的形式保证了工农大众的权益。1931年12月颁布的《中华苏维埃共和国劳动法》，更直接关注了人民的医药问题。

1932年3月，中华苏维埃共和国人民委员会发布第2号训令《强固阶级战争的力量 实行防疫的卫生运动》强调："苏区的瘟疫问题是一个很严重的问题，若不从速设法防止，将它消灭，这是于革命发展有重大损害的。临时中央政府特为此事颁发一个暂行防疫条例，拟定许多防疫的办法及消灭瘟疫的办法，各级政府需领导工农群众来执行这条例中各种办法，尤其是向广大群众作宣传，使工农群众热烈地举行防疫卫生运动。"

随同第2号训令，中华苏维埃共和国人民委员会还下发了《苏维埃区暂行防疫条例》。该条例的主要内容包括：

（1）发现传染病（霍乱、痢疾、伤寒、天花、发红疹子的伤寒、猩红热、白喉、鼠疫、流行性脑脊髓膜炎），要向上级及邻区报告，说明病状、病名等项。

（2）传染病人必须与家里人隔离，所用衣服、器具非经煮沸消毒不能使用。

（3）该地方如果传染得十分厉害，必须在周围五六里之间断绝交通，离该地五六里之外，不能开大会及游街等，总之不要多人集合在一处，以免传染。

（4）指示各地要多设种痘所，要求苏区无论男女，1～20岁，在可能的范围内，每年都应种牛痘以预防天花，注射防疫血清以预防霍乱和瘟疫。在条件允许的地区可以利用金鸡纳霜（奎宁）和中药常山、小柴胡汤来预防和治疗疟疾；发动群众养猫及堵塞鼠洞、消灭蚊蝇，以预防鼠疫和其他疾病。

（5）苏维埃中央政府对卫生部门规定了严格的定期检查制度，要求地方每个月须将当地发现的各种病症统计一次，上个月和下个月相对照考察病例是否减少或增多；把当地因病死亡的人每月统计一次，并须把病症及老年、幼年、壮年分别记载下来。每到月终除由各县区及城市苏维埃卫生部检阅一次工作外，各卫生运动指导员应向中央政府内务部卫生科报告一个月内的工作情形。

1933年1月31日，苏维埃中央人民委员会第三十一次常会上讨论、决议了八项议案，其中第二项就是"为保障工农群众的健康，决议责成内务部举行大规模的防疫运动"。

1941年12月，边区医药学校成立。1942年2月，晋察冀边区边委会召开首次军政民卫生联席会议，军区卫生部代表、各群众团体代表暨边区政府代表等参加会议，研究落实防疫卫生工作。该会议首先通报了去年秋天以来疾病蔓延的态势，分析了疫情仍有可能严重流行，要求全边区军政民密切注意、主动预防，开展春季防疫卫生运动。

1942年3月，边区总卫生部提出了"预防重于治疗"的号召，发起了疫病防治"预防为主，医药为辅"的标语口号。1942年3月，河曲、绥远、宁夏等地发生鼠疫，为避免疫情传入边区，陕甘宁边区成立防疫总委员会，地址设在中央医院，直接领导延安 20 公里范围内的防疫工作；下设东、南、北、西北四个防疫区，涵盖了市内所有乡镇，各区设防疫分区委员会，分别由留守兵团卫生部、边区卫生处、八路军总卫生处和中央总卫生处负责，责任明确、各司其职，使防疫区域不留死角，防疫措施落到基层、落到实处。为加强防疫督导，延安市公安局各分驻所和各乡政府担任检查、督促、纠察的任务，在防疫一线保证各项防疫举措得以执行。在疫情已经发生的区域，这样的组织机制反应迅速，可以第一时间派出救灾工作组，进行防治疫情的宣传、组织工作，及时采取隔离措施，将病患和无病者分开。对疫情较为严重的村庄，则暂时断绝其与其他村庄的往来，以达到防止疫情蔓延的效果。在延安时期特殊的战争环境下，高效的组织体制、高度负责的医务人员，充分调动各方力量，组织发动基层群众，群防群治，共同构成了防止疫情滋生和蔓延的有效屏障，打赢了一场场疫情防控阻击战，极大地降低了边区人民的病死率，为我们留下了宝贵的防疫经验。

表 1-2　1941—1945 年晋察冀边区病灾流行与日军扫荡的关系

时间	流行疾病	流行情形	流行区域
1941 年（第一次大扫荡）	疟疾、流感、痢疾、伤寒、回归热等	每个村庄平均 80% 以上患病，其中最严重的 3 个村，三四个月内死亡 262 人，平均每个村死亡 87 人	阜平一、二、三、四、五 5 个区，88 个村以上
1943 年（第二次大扫荡）	疟疾、肠炎、下痢、疟疾并肠炎、流感、回归热等	全家病倒、无人下厨者不觉为奇，甚至有人死在炕上无人掩埋，以致啼哭之声时有耳闻	7 个县区域，20 个区 388 个村以上

续上表 1 - 2

时间	流行疾病	流行情形	流行区域
1945 年	麻疹	14 岁以下儿童死亡 2000 人以上，患病儿童平均为 54.03%，死亡平均占发病儿童的 20%	曲阳四、五、六、七区 300 个村以上

第四节　新中国成立前的卫生事业管理

1928 年 11 月，红军医院由茅坪书院迁到井冈山的大小井，创立了可容纳 200 多名伤病员的小井红四军医院，这是中国红军的第一所正规医院。1929 年 1 月 14 日，毛泽东、朱德率领红四军主力 3600 多人下井冈山，向赣南方向挺进，开启了创建中央苏区的征途。行军一个多月来，红四军除了要与敌军作战，还要与疾病战斗。当时，对部队影响最大的是疥疮和下腿溃疡等数种疾病。由于部队长途急行军，大量战士出现下肢长时间充血、回血不畅问题；走山路、小路被荆棘刺伤留下伤口，行军疲乏时不洗手脚睡觉，夜间瘙痒，抓破皮肤易发生感染，若治疗不及时，下腿疮口会溃烂，最后导致不能行走。而且，国民党军一直追击红军队伍，战士们没有足够的时间洗晒衣被，不注意修剪指甲，疥疮这种传染性很强的皮肤病就在队伍中传染开了。

因此，红四军在东固休整期间，不仅安排好了 300 多名伤病员的治疗休养事宜，而且进行了第一次有组织、有领导的防疫卫生活动。在卫生队医官的指导下，全军指挥战员洗澡、洗衣烫虱子、治疗冻伤和脚伤，进行"倒腿"等活动。对此，朱德向史沫特莱回忆道："红军就在这块高原上休息、洗澡。他们把破烂衣服缝补好，又下锅煮过，用以消灭一直折磨他们的虱子。"

　　1929 年 12 月底，毛泽东在福建古田主持召开中共红四军第九次代表大会（史称"古田会议"），总结起义以来各项工作的经验教训，确立思想建党、政治建军的原则，同时确立红军卫生工作的指导思想和基本原则。毛泽东提出，卫生工作搞不好，就会"减少红军战斗力""影响工农群众，减少他们加入红军的勇气"。这一思想，为红军医疗卫生工作指明了为革命战争服务的政治方向。毛泽东还进一步指示："军政机关要加强对卫生工作的领导，建立健全医疗卫生机构，以保障工农群众和红军队伍的身体健康。"

　　在古田会议精神的指导下，中央红军逐步建立了卫生领导机构和行政管理机制。1931 年春，上海中共中央给中央苏区派来了贺诚、彭龙伯、陈志方等医务人员，随后建立了红军总军医处，由贺诚担任处长。1932 年 10 月，红军总军医处又改为红军总卫生部，由贺诚担任部长兼政委，专门领导红军的医疗卫生工作。各军团和师一级也设立了卫生部，团设卫生队，连设卫生员。红军的医疗卫生领导体系到 1933 年春夏基本建立和健全。

　　不仅如此，红军还建立了红色医院及红军卫生学校，制定了医疗卫生的各项规章制度。红军的卫生防疫措施也比以前抓得细、抓得实，而且更具科学性和可行性。如针对红军中易发的疟疾、痢疾、疥疮和下腿溃疡这"四大疾病"，确立"预防第一"方针，重点教学、重点宣传、重点防治，形成"三大卫生制度"，即行军卫生、驻军卫生和个人卫生制度。要求指战员行军、驻军时要把水壶装满开水，禁喝生冷不洁之水，不吃生冷变质食物；休息宿营地周围 50 米以内没有垃圾，平整干净，用石灰水书写包括讲卫生内容的标语口号；以班排为单位挖厕所，蹲坑上面加盖，便后用石灰或干土掩埋，防蚊防蝇，厕所的位置要远离厨房和水源；要求战士们经常理发、剪指甲、洗澡、洗衣，用热水洗脚，休息时多做"倒脚"，以促进血液循环；发现部队有传染病患者时，要及时隔离治疗；离开时归还门板和稻草，并把室内外卫生打扫干净。这些防疫卫生措施既简单易行，又切实有效。

　　1942 年 4 月，边区政府设立了疫病防治总委员会，专门负责筹划管理全边区的疫病防治工作。总委员会在区、乡、村设立卫生防疫小组，延安市设立四个防疫分区委员会。除了设置防疫委员会和防疫小组，各县、区、乡分别设疫病防治卫生科员、卫生员、卫生委员会，其主要工作是张贴卫生宣传画，举办卫生宣传周、医药卫生展览会等活动，建立了一整套的行政防疫系统。

参考文献

[1] 王永华. 见证人民军队历史上第一所正规医院 [EB/OL]. http://dangshi. people. com. cn/n/2013/0520/c85037 – 21543799. html. 2013.

[2] 孙伟. 中央苏区时期怎样开展防疫 [EB/OL]. http://www. qstheory. cn/llwx/2020 – 03/13/c_1125705867. htm. 2020.

[3] 中华中医文化事迹：卫生运动纲要 [EB/OL]. http://guoyixiaozhen. com/culture/zysj/even – 11 – 79745. html #：~：text = 1932% E5% B9% B43% E6% 9C% 88% EF% BC% 8C,% E9% 98% B2% E7% 96% AB% E7% 9A% 84% E5% 8D% AB% E7% 94% 9F% E8% BF% 90% E5% 8A% A8% E3% 80%.

第二章　百年党史中的公共卫生发展
（1949—1978 年）

第一节　新中国成立初期的卫生事业管理

1949 年 9 月 29 日，中国人民政治协商会议第一届全体会议在北京召开，会议通过了《中国人民政治协商会议共同纲领》（以下简称《共同纲领》）。《共同纲领》提出新中国成立初期公共卫生事业发展的基本政策，即"提倡国民体育，推广卫生医药事业，并注意保护母亲、婴儿和儿童的健康"。这一政策填补了公共卫生事业方针的空白。同年 11 月 1 日，中央人民政府卫生部正式成立，李德全任首任卫生部部长。

1949 年 10 月，军委卫生部召开全国卫生行政会议，把防治各种急慢性传染病作为当时的首要任务，确定了以预防为主的工作方针。为完成这一任务，中国开始架构建全防疫的行政管理体系。同年 11 月，中央人民政府卫生部成立，各省、自治区、直辖市以及县、市辖区、农村，分别建立了相应的卫生防疫机构。根据《中华人民共和国三年来的伟大成就》记载，截至 1951 年底，全国各地县级卫生院的覆盖率已达 91.2%。与乡镇卫生院同时搭建的还有防疫站，这也是有效防控传染病的一个重要创举；截至 1967 年底，全国共有卫生防疫站 2499 个、卫生防疫技术人员 40527 人，分别是 1952 年的 16 倍和 11 倍。自此，中国建成传染病防治的行政管理体系，这一体系成为中国医疗网络和公共卫生体系的雏形。

1950 年 6 月，时任卫生部部长李德全在第一届政协二次会议上，提交了名为《为建议设立县以下基层卫生组织机构，以加强防疫医疗而利生产事业案》的提案，并在大会上获得了通过。同年 8 月 7 日，李德全在《关于全国卫生会议的报告》中指出："我们的工作重点，应当是面向农村、工矿，保证生产建设。"这一年 8 月，第一届全国卫生工作会议在北京召开，会议交流和总结了过去卫生工作的经验，讨论并确定了新中国卫生建设的三大方针——"面向工农兵""预防为主"和"团结中西医"。其中，"面向工农兵"体现了党为人民群众服务的立场。旧中国由于人民受三座大山的压迫，看病就医常常成为地主阶级、资产阶级特有的福利待遇，而广大农民整日处于水深火热、疾病缠身的境地，享受不到最基本的医疗服务。新中国成立后，做好工农兵的医疗卫生服务，重视工农兵的医疗卫生服务和身体素质，体现了党始终站在人民的立场和全心全意为人民服务的原则。"预防为主"反映了新中国成立初期，我国公共卫生事业的基本状况与解决策略，尤其是农村公共卫生事业极度落后，患病率高、缺医少药等一系列问题，亟待解决。"团结中西医"体现了中西医结合的思想。中医是中国传统的医学，在旧中国人民靠中医治病的历史颇久。新中国成立初期，医药缺乏，专业医护人员数量少之又少，团结好中医、利用好西医，发挥中西医治病救人的作用意义重大。因此，毛泽东为大会题词："团结新老中西各部分医药卫生人员，组成巩固的统一战线，为开展伟大的人民卫生工作而奋斗。"

1951 年 9 月 9 日，毛泽东对贺诚上报中央的《二十一个月来全国防疫工作的综合报告》作出批示："今后必须把卫生、防疫和一般医疗工作看作一项重大的政治任务，极力发展这项工作。"批示还强调："必须教育干部，使他们懂得，就现状来说，每年全国人民因为缺乏卫生知识和卫生工作引起疾病和死亡所受人力畜力和经济上的损失，可能超过全国人民所受水旱风虫各项灾荒所受的损失，因此至少要将卫生工作和救灾防灾工作同等看待，而绝不应轻视卫生工作。"这是新中国成立后，毛泽东对卫生工作亲自拟稿批转的第一个文件。肖爱树认为："它为新中国的卫生工作作出了明确定位，也为此后的爱国卫生运动奠定了思想理论基础。"

1950年秋，在庆祝新中国成立一周年时，周恩来在名为《为巩固和发展人民的胜利而奋斗》的报告中指出："在过去一年内，人民政府已经大规模地开展了反对疫病的斗争。人民政府决定在最近几年内在每个县和区建立起卫生工作机关，以便改进中国人民长时期的健康不良状况。"1951年9月7日，贺诚在给中央关于全国防疫工作的报告中，总结了新中国成立以来卫生工作遵循"面向工农兵、预防为主、团结中西医"三项原则取得的成绩和工作中仍存在的问题。该报告得到毛泽东同志的高度重视，随后毛泽东在以中央名义起草的《关于加强卫生防疫和医疗工作的指示》中严厉指出："中央认为各级党委对于卫生、防疫和一般医疗工作的缺乏注意是党的工作中的一项重大缺点，必须加以改正。"毛泽东认为，"今后必须把卫生、防疫和一般医疗工作看作一项重大的政治任务，极力发展这项工作"，要求各级党委"对卫生工作人员必须加以领导和帮助"。在经费方面，要求"除中央预算所列者外，应尽其可能在地方上筹集经费"。这一指示，从政治和全局高度阐明了卫生防疫工作的极度重要性。根据这些指示，各省、自治区、直辖市及各县和市辖区等均设有卫生厅（局），建立了卫生防疫处。这些机构的主要任务是根据卫生工作的方针、政策、法规，制定实施细则，组织防治和控制严重危害人民健康的疾病。

1951年2月9日，中央人民政府民族事务委员会、教育部、卫生部联合发出《为培养少数民族卫生干部特别照顾少数民族学生入学的通知》。这份通知中要求："在本年春季全国各医学院校开办之各种专修科，各地区开办之医士学校以及护士、助产学校等于招生时，对于少数民族学生应予以特别照顾。"该通知还规定了学校招生名额分配；同时，还发布《各种医学专修科招收少数民族学生办法》和《中级（医士、护士、助产）卫生学校招收少数民族学生办法》，从保送（名额）、年龄、（学历）程度、待遇等方面，对少数民族的招生进行具体规定，条件相对放宽。该通知并特别规定"学生入校后学校尽量照顾其生活习惯""入校时的路费由各省人民政府负责筹办""凡不通汉文汉语的学生，须由当地民族事务委员会协助学校建立翻译工作，并由学校负责组织汉文补习；凡没有民族事务委员会地区，即由当地人民政府协助办理"。

1951年4月4日，中央人民政府卫生部和教育部联合发出《关于发展卫生教育和培养各级卫生工作人员的决定》，内容包括少数民族高级卫生人员训练。同日，中央人民政府卫生部公布《关于健全和发展全国卫生基层组织的决定》，提出："在缺乏卫生基层组织的地区，首先是西南、西北及其他少数民族地区，应有步骤地建立县卫生院、所及医疗防疫队""在各地固定的卫生基层组织还未健全以前，以及在少数民族畜牧地区，应加强机动防疫队的组织，以负担临时性的防治疫病的任务，并协助地方进行各项卫生工作"。据统计，新中国成立初期少数民族地区的卫生建设取得了较大的成绩。以1952年的贵州为例，全省接种牛痘632万人，接受霍乱和伤寒疫苗注射5万人（份），卡介苗接种5000人；全省清除垃圾485.4万吨，整修改建厕所3.31万个，新建厕所1943个，改良水井4802口，城乡卫生状况得到改善。

1953年1月16日，政务院第167次政务会议听取并批准了贺诚关于卫生行政会议的报告，决定在全国范围内建立卫生防疫站。同年4月，安徽省成立省卫生防疫站；8月，河南省成立卫生防疫站。到1956年底，全国29个省、自治区、直辖市及其所属地（市、州）、县（旗），除有些少数民族和边远地区外，都建立了卫生防疫站。几十年来，卫生防疫站已由新中国成立初期的零散分布发展为从中央到基层的专业卫生防疫系统，形成一支技术过硬的卫生防疫专业队伍，在各个历史时期的疫病抗争中经受住考验。进入21世纪，卫生防疫站更名为疾病预防控制中心，并且在原来的部分功能基础上分设卫生监督所。

1954年，爱国卫生运动逐渐转为一项"经常性工作"，成为人民群众生产、生活活动中的一个重要内容。同年2月，政务院《关于改变爱国卫生运动委员会组织机构及其领导关系问题的通知》决定由习仲勋担任中央爱国运动委员会主任委员一职，各级爱国卫生运动委员会的工作由卫生部门统归各级人民政府领导。同时，第三届全国卫生行政会议明确，为了加强工业卫生监督，应逐步建立国家的监督制度。同年 6 月，鉴于各省、自治区、直辖市建立卫生防疫站，卫生部报经中央人民政府政务院文化教育委员会批准，撤销中央防疫总队。10 月，卫生部颁布《卫生防疫站暂行办法和各级卫生防疫站组织编制规定》，明确各级卫生防疫站的任务是预防性和经常性卫生监督与传染病管理，工作内容拓展到环境卫生、食品卫生、学校卫生、放射卫生以及传染病控制等领域。

1957 年，在中国共产党第八次全国代表大会三中全会上，周恩来就医院如何贯彻"预防为主"这一方针作出指示："扩大预防，以医院为中心指导地方和厂矿的卫生预防工作。"依据指示，县以上医院建立预防保健科、乡卫生院建立卫生防疫组。这就扩大了卫生防疫队伍，增强了基层卫生防疫力量，充实了卫生防疫体系。1958 年 4 月，毛泽东同刘少奇等人谈到未来中国农村的组织形式问题时，将医院纳入共产主义公社。11 月，卫生部在呈报中央的《关于动员城市医疗力量和医药卫生院校师生支援工矿、农村卫生工作的报告》中指出，部分地区对劳动保护和饮食卫生未予应有重视，以致厂矿、农村工伤事故时有发生，甚至发生疾病流行。为此，报告中提出，统一调配现有各种医药卫生力量，支援工农业生产现场的卫生工作；组织高中级医药院校师生分期分批组成卫生工作队，深入工地、田间开展卫生宣传；培训基层卫生人员，防治当地危害人民最严重的疾病。

1959 年，广东省提出将县以上一级的卫生保健机构逐步下放给公社统一领导和管理。规模比较大的公社设立中心卫生院，生产区设卫生院，大队设卫生所及产院，中队设卫生站，小队配备保健员、保育员、接生员。规模较小的公社设卫生院，生产区设卫生所及产院，大队设卫生站，中、小队配备保健员、保育员、接生员。力图做到"哪里有人，哪里有医，哪里有药"。

1965 年 1 月 20 日，卫生部党组向毛泽东提交了《关于组织城市高级医务人员下农村和为农村培养医生问题的报告》，提出："组织城市高级医务人员分期分批到农村开展巡回医疗，培训基层卫生人员。"毛泽东于1月21日批示："同意照办。"著名的胸外科专家黄家驷、儿科专家周华康、妇科专家林巧稚等纷纷响应，深入农村送医。1965年上半年，全国城市共组织了2800名医生下农村巡诊。旧中国的农村缺医少药，农村群众的生命健康得不到保障。新中国成立后，中央政府十分重视农村广大农民的医疗卫生问题，但当时中国经过正规培训的医生很少，政府很难一朝一夕解决这个历史遗留问题。针对这种情况，毛泽东认为，中医需要的器械不多，行动灵活方便，中药也不贵，农民抓得起中药，因此发展中医，对解决农民看病难的问题有利。1958年，毛泽东批示："中国医药学是一个伟大的宝库，应当努力发掘、整理、提高。"但是，培养大批中医，需要时间，而且这些学成的中医大多也是留在城市的医院中工作，广大农村缺医少药的问题仍然没有得到根本解决。于是中央转而探索另一个解决方式——"派城市的医生组成医疗队下乡为农民治病"。

1965年6月26日，钱信忠向毛泽东汇报工作，介绍了全国医务人员分布情况和医疗经费使用的占比。具体情况是：全国有140多万名卫生技术人员，高级医务人员90%在城市。其中，70%在大城市，20%在县城，10%在农村。至于医疗经费的使用，农村占25%，城市占75%。毛泽东听到这组数字后，严厉地说："卫生部的工作只给全国人口的15%工作，而且这15%中主要是老爷，广大农民得不到医疗，一无医，二无药。卫生部不是人民的卫生部，改成城市卫生部或老爷卫生部，或城市老爷卫生部好了！应该把医疗卫生工作的重点放到农村去！培养一大批农村也养得起的医生，由他们来为农民看病服务。"毛泽东的这次指示，此后被称为"六二六"指示。一个多月后，毛泽东再次召见钱信忠等同志，讨论在农村培训不脱产的卫生员的事情。在这次谈话中，毛泽东重点指出改善农民医疗条件的问题，并且提出在农村培训不脱产的卫生员的总构想。毛泽东说："现在那套检查治疗方法根本不适合农村……医学教育要改革……主要在实践中学习提高，这样的医生放到农村去，就算本事不大，总比骗人的医生与巫医要好，而且农村也养得起。"9月21日，中共中央批转卫生部党委《关于把卫生工作重点放到农村的报告》。在此背景下，各地组织城市高级医务人员到农村巡回开展医疗服务和培养农村卫生人员，提升农村的医疗水平。到1975年底，全国陆续有110万人次的城市和解放军医务人员到农村开展巡回医疗。其中，十几万城市医务人员在农村安家落户，培训了数以百万计的农村"赤脚医生"。

1968年9月，毛泽东对调查报告《从江镇公社赤脚医生的成长看医学教育革命的方向》作出批示和修改，号召广大城市医务工作者向赤脚医生学习。人数最多时全国约有500万赤脚医生和农村卫生员分布在广大农村。赤脚医生成为农村医疗卫生服务的主力军，大大改善了城乡医疗服务不公平的状况。1974年，在第27届世界卫生大会上，黄家驷介绍了"赤脚医生这种新型卫生队伍和合作医疗之地的发展，以及如何组织城市医药卫生人员下农村"等经验。上海郊区川沙县江镇人民公社的赤脚医生王桂珍作为中国赤脚医生的代表出席第27届世界卫生大会并作发言，引起了强烈反响。从此，"赤脚医生"打开国门，走向世界，对第三世界国家卫生防疫事业的发展提供了借鉴经验。1977年底，全国有85%的生产大队实行了合作医疗制度，赤脚医生数量一度达到150多万名。

1973—1978年，来自WHO的逾十批近150人的基层卫生考察团来华考察三级医疗卫生保健网和医疗卫生保健服务体系（表2-1），了解中国政府的医疗卫生保健政策，为日后建立卫生合作项目做好准备。联合国妇女儿童基金会在1980—1981年的年报中称："中国的赤脚医生制度在落后的农村地区提供了初级护理，为不发达国家提高医疗卫生水平提供了样板。"1978年，卫生部把农村居民点（村镇）规划和住宅卫生的研究列入国家重点科研项目。

1965年10月27日，卫生部、财政部联合发布《关于改进公费费医疗管理问题的通知》，要求各享受单位加强管理，统一调剂，不得超支。具体要求：一是"享受公费医疗待遇的人员治病的门诊挂号费和出诊费，改由个人缴纳，不得在公费医疗经费中报销"；二是"实行了营养滋补药品（包括可以药用的食品）自费的办法"。

1966年4月15日，劳动部和中华全国总工会联合发布了《关于改进企业职工劳保医疗制度的几个问题的通知》，对劳保医疗保险制度进行整顿。除了与公费医疗改进内容相同之外，职工因工负伤或患职业病住院的由本人负担 1/3，企业负担 2/3，企业职工供养直系亲属患病医疗仍然保持药费、手术费收半费的决定。国家对医疗服务价格也实行严格控制。在此之后，1968 年 11 月，毛泽东批转了湖北省长阳县乐园人民公社举办合作医疗的经验，并称赞"合作医疗好"。随后，《人民日报》于 1968 年 12 月 5 日刊发了题为《深受贫下中农欢迎的合作医疗制度》的报道。接着，《人民日报》用一年时间，连续组织了 23 期专稿开展大讨论。在此背景推动下，全国范围内出现了大办农村合作医疗的热潮。到 1976 年，农村合作医疗生产大队的覆盖率超过了 90%。

1978 年 3 月 5 日，第五届全国人大通过的《中华人民共和国宪法》规定："劳动者在年老、生病或丧失劳动能力的时候，有获得物质帮助的权利。国家逐步发展社会保险、社会救济、公费医疗和合作医疗等事业，以保证劳动者享受这种权利。"根据宪法精神，卫生部、农业部和财政部共同制定并于 1979 年联合下发了《农村合作医疗章程（试行草案）》，该章程的颁布对我国合作医疗制度的发展具有重要意义。

表 2-1　部分 WHO 来华初级卫生保健考察团（1973—1978 年）

时间	来访简况
1973 年 7 月 21 日	WHO 西太区副主任迪（F. J. Dy）及其助手在北京、广东考察，在京同卫生部有关方面负责人进行会谈
1973 年 11 月 9 日— 17 日	WHO 总干事马勒（Haldan T. Mahler）、西太区副主任迪和助理总干事斯·弗拉希（S. Flache）一行 3 人，在北京、上海、广州、深圳进行考察。在京期间，参观了工厂和农村卫生机构、医院、医学院和科学研究机构，并同卫生部副部长黄树则等进行座谈

续表 2-1

时间	来访简况
1973 年 11 月 23 日—12 月 8 日	WHO 考察团 10 人来华考察基层卫生医疗
1974 年 10 月 20 日—11 月 9 日	由弗拉希医生率领的 WHO 考察组 9 人来华考察基层卫生医疗
1973 年 11 月 23 日—12 月 8 日	WHO 总干事马勒一行 8 人来华考察基层卫生医疗
1975 年	WHO 副总干事兰波（T. A. Lambo）访华团来华考察基层卫生医疗
1976 年 7 月	WHO 名誉总干事坎道一行在北京、晋中大寨以及中国南部进行考察
1976 年 11 月 27 日	卡西克·德米特里（Karthik Dmitri）率领的 WHO 西太平洋区基层卫生考察组一行 9 人，在北京和中国南部考察
1977 年 8 月	亚非拉 29 个国家医药卫生官员组成的 WHO 传统医学考察团 40 人，分两组先后在大寨、太原、西安、合肥、无锡、上海、广州、南京考察访问
1978 年 3 月 13 日—23 日	WHO（亚洲）基层卫生考察组 14 人，访问北京、大寨。在京期间，卫生部副部长黄树则会见并宴请考察组全体成员
1978 年 4 月 13 日—5 月 6 日	WHO 非洲国家基层卫生考察组 20 人访华 3 周，路线为北京—南京—无锡—上海—广州。在京期间，卫生部副部长钱信忠会见并宴请考察组全体成员
1978 年 6 月 11 日—28 日	WHO 副总干事兰波及非洲六国（博茨瓦纳、尼日利亚、塞拉利昂、索马里、赞比亚、卢旺达）卫生部部长前来考察，路线为北京—大寨—上海—桂林—广州，国务院副总理陈慕华会见

时间	来访简况
1978 年 8 月 9 日—31 日	WHO 区域间赤脚医生培训和使用考察组暨基层卫生人员考察组 22 人，由 WHO 和联合国开发计划署官员以及亚洲、非洲、拉丁美洲、欧洲、大洋洲的 18 个国家和地区的卫生官员组成。考察赤脚医生和农村基层卫生工作，访问了北京、桂林、广州、上海等地
1978 年 9 月 21 日—10 月 9 日	WHO 助理总干事弗拉希等一行 4 人，访问路线为北京—上海—广州—上海—北京
1978 年 9 月 28 日	WHO 西太区主任迪来华考察
1978 年 9 月 29 日	WHO 总干事马勒、副总干事陈文杰来北京考察

第二节　新中国成立初期的流行病学

新中国成立之初，传染性、地方性疾病大范围流行。1949—1952年，即国民经济恢复期间，为了改变旧中国不卫生的状况和传染病的严重流行，党中央贯彻预防为主的方针，在全国开展了群众性卫生运动。1952 年春，毛泽东和中央军事委员会决定在全国开展及时有效的爱国防疫卫生运动，群众性卫生防疫运动得到了深入的发展。1952年 3 月 14 日，经政务院第 128 次政务会议通过，由周恩来兼任主任委员、党政军民各有关部门参加的中央防疫委员会（后改为"爱国卫生运动委员会"）宣布成立。

1952 年 12 月 8 日—13 日，中央卫生部与军委卫生部联合召开第二届全国卫生会议。毛泽东为大会题词："动员起来，讲究卫生，减少疾病，提高健康水平，粉碎敌人的细菌战争。"周恩来作重要报告，总结了近年来贯彻卫生工作三大方针的成就和经验，特别是一年多来开展爱国卫生运动的经验。该会议总结到，卫生工作必须依靠广大人民群众，并将卫生工作与群众运动相结合，只有这样，才能取得更为显著的成绩。最终，大会决议在卫生工作三大方针之外，增加"卫生工作与群众运动相结合"这一重要方针。如此，我国的卫生工作方针发展为"面向工农兵，预防为主，团结中西医，卫生工作与群众运动相结合"。此次会议，深刻影响了此后中国 30 多年的卫生工作走向。其中尤为突出的是改变了医疗卫生只为少数人服务的状态，转而为广大劳动人民、为工农兵群众服务，尤其为缺医少药的农民服务。在基础十分薄弱的情况下，我国大力加强公共卫生建设，极大地改善了人民群众的生命健康，国民整体健康水平显著提升。同时，我国民众的卫生观念、行为逐渐改变，对医疗保健的重视程度也不断提升。

1952 年开始的爱国卫生运动，是中国在公共卫生事业方面的一项创举。自此，一代又一代人的卫生习惯，在爱国卫生运动中养成。"除四害""门前三包""大扫除""五讲四美三热爱"等大规模的卫生运动，已经转化为内驱力，成为中国人的自觉行为。1952 年 12 月，中央防疫委员会更名为中央爱国卫生运动委员会，把卫生工作与群众运动相结合成为全国卫生工作的努力方向。1953 年，中国共产党中央委员会和中华人民共和国国务院提出"卫生工作与群众运动相结合"的方针，把以"除四害"为中心的爱国卫生运动纳入国民经济建设规划。这一时期，爱国卫生运动的重点是除"四害"、讲卫生、整治环境。通过开展群众性卫生运动，新中国有效控制了鼠疫等突发急性传染病的流行，切实改善了群众的健康状况。

科学是应对疾病最有力的武器。但新中国成立初期，我国卫生防疫领域存在医疗科技投入不足的问题。为解决这一问题，党中央于1953 年批准"同意成立流行病研究机构"，鼓励公共卫生领域的科学研究。在政府的推动下，我国在公共卫生领域的研究不断进步，为卫生防疫工作提供了科技支撑。1953 年 12 月召开全国第三届卫生会议。会议根据党中央和毛泽东提出的过渡时期总路线的精神，结合卫生工作"面向工农兵、预防为主、团结中西医、卫生工作与群众运动相结合"的方针落实情况，总结了新中国成立以来卫生工作的成绩、经验和教训，要求更加努力地培养卫生工作干部，坚持不懈地把爱国卫生运动和预防流行性疾病的工作开展下去。

1955 年 7 月 5 日，卫生部公布经国务院批准的《传染病管理办法》（以下简称《办法》）。《办法》分为总则、报告、处理、附则 4 章共 20 条。这是新中国成立后，第一个比较全面的关于传染病防治的规定。依照传染病的影响和危害，《办法》将其划分为甲、乙两类共 18 种。其中，甲类为鼠疫、霍乱、天花 3 种，乙类为流行性乙型脑炎、白喉、斑疹伤寒等 15 种。《办法》初步建立起传染病报告制度，对及时发现疫情、制止疫情蔓延具有重要作用。同年 11 月，毛泽东在中共中央杭州工作会议上提出："要消灭血吸虫病，血防工作要由党委统一领导。"为了加强对防治血吸虫病工作的领导，中共中央防治血吸虫病领导小组（后改为血吸虫病防治领导小组）成立。各省、地、县级党委成立相应的领导小组，各级领导小组下设办公室，加强对血吸虫病防治工作的领导。同时，卫生部成立血吸虫病防治局与血吸虫病办公室合署办公，以及省、地、县建立防治所站等机构。1955 年 11 月 23 日—25 日，中共中央防治血吸虫病领导小组在上海召开第一次全国防治血吸虫病工作会议。该会议提出，必须把消灭血吸虫病当作一项政治任务，实行充分发动群众和科学技术相结合的原则，确定"加强领导，全面规划，依靠互助合作，组织中西医力量，积极防治，七年消灭"的血吸虫病防治工作方针。到了 12 月 21 日，毛泽东在上海局向各省委、自治区党委征询对"农业十七条"的意见的通知中提出，在 7 年内"基本上消灭若干种危害人民和牲畜最严重的疾病，例如血吸虫病、血丝虫病、鼠疫、脑炎、牛瘟、猪瘟等"。

1956 年 1 月，中共中央公布《全国农业发展纲要（草案）》（以下简称《农纲》），规定除"四害"和基本消灭危害人民最严重的血吸虫病、疟疾、钩虫病和丝虫病等。

1956 年 3 月，卫生部《关于结核病防治工作的指示》要求各地以结核病防治所为中心，结核病院、结核疗养院、综合医院、门诊部及其他医疗基层单位相互配合组成"防痨网"。其后不久，《农纲》

将肺结核列为农村地区积极防治的重要疾病之一。此后几年，各专署地区市和县逐步建立了结核病防治所，党的防痨政策开始惠及广大农村地区，省、地、县三级结核病防治组织初步形成。到 20 世纪 60 年代中期，全国结核病患病率由新中国初期的 4% 降到 1.5% 左右，死亡率也由 250/10 万下降到 40/10 万。同时，中共中央政治局颁布《1956 年到 1967 年全国农业发展纲要（草案）》，提出"在一切可能的地方，基本上消灭危害人民最严重的疾病"。卫生防疫工作成为发展农业生产、保护农民身体健康的重要组成部分。其中第二十七、二十八条对血吸虫、鼠疫、疟疾等疾病防治和除"四害"工作提出要求，规定了爱国卫生运动的主要任务。

1956—1957 年，召开了两次全国性疟疾防治工作专业性会议，制订了消灭疟疾的计划。从此，在全国范围内开展有领导、有计划、有组织地防治疟疾工作并取得显著成绩。1957 年 4 月，周恩来签署了《国务院关于消灭血吸虫病的指示》，指出："事实充分地说明了血吸虫病已经成为我国现有流行病中危害最大的一种病害，它严重地影响着病害流行地区的农业生产，如果任其继续蔓延下去，势将危及我民族的健康和繁荣。因此，消灭血吸虫病已成为我们当前的一项严重的政治任务。"8 月，卫生部成立血吸虫病防治局。9 月 20 日，在党的八届三中全会上进一步明确，爱国卫生运动的任务和目的是"除四害，讲卫生，消灭疾病，振奋精神，移风易俗，改造国家"，再次掀起以除"四害"为中心的爱国卫生运动。12 月 23 日，全国人民代表大会常务委员会第八十八次会议通过了《中华人民共和国国境卫生检疫条例》，开始针对鼠疫、霍乱、黄热病、天花、斑疹伤寒和回归热等传染病在中国国境实施卫生检疫。在中国国际通航的海港和机场所在地，以及陆地边境和国界江河的进出口岸，设立国境卫生检疫机关。国境卫生检疫机关负责对进出国境的人员和交通工具、行李、货物实施医学检查、卫生检查和必要的卫生处理。中国和外国之间有关检疫传染病的疫情通报由卫生部会同有关部门办理。在国内或者国外检疫传染病大流行的时候，国务院可以下令封锁国境的有关区域。

1957 年，卫生部召开第一届全国麻风防治工作会议，制定《全国麻风病防治规划》，系统部署了麻风防治机构建设。该规划要求，各地尽可能地争取在 2 ～ 5 年内，把已发现的全部麻风病患者按照不同病型分别隔离管理起来。1958 年 1 月 1 日，为了控制传染病的发生与蔓延，消灭病媒虫兽的滋生与繁殖，铁道部颁布了《铁路药物消毒、杀虫、灭鼠暂行办法》，提出在群众性卫生清扫和经常性监督的基础上，执行药物消毒、杀虫、灭鼠工作，严格制定了站、车消毒的一系列规定，有效地营造了清洁的列车环境。1 月 3 日，毛泽东起草《中共中央关于在全国开展以除四害为中心的爱国卫生运动的通知》，明确强调"今冬除四害的布置，城市一定要到达每一条街道，每一个工厂、商店、机关、学校和每一户人家，乡村一定要到达每一个合作社、每一个耕作队和每一户人家"。同时，毛泽东亲自检查了杭州市小营巷的卫生情况。1 月 29 日，中共福建省委就关于开展以除"四害"为中心的爱国卫生运动情况，向中共中央、国务院作报告。这份报告，得到了毛泽东的批复。毛泽东的批复，进一步明确了整治城乡卫生环境的重要地位和作用，在客观上推进了全国范围内以整治城乡卫生环境为主要内容的爱国卫生运动的开展。2 月，中共中央、国务院发出《关于除四害讲卫生的指示》，要求各级党委和政府部门要领导好以除"四害"为中心的爱国卫生运动。根据中共中央、国务院的上述决定和指示，全国城乡掀起了以除"四害"为中心的爱国卫生运动，并取得显著成效。

1958 年 2 月 14 日，《人民日报》发表社论指出，以除"四害"为中心的爱国卫生运动，就是通过群众运动的方式，从除"四害"做起，普及卫生常识，破除迷信，消灭各种疾病及其根源，增进人民的健康。在党和政府的领导下，全国各地大力开展爱国卫生运动，人民群众积极响应，取得重大成就。6 月，《人民日报》刊登了题为《第一面红旗——记江西余江县根本消灭血吸虫病的经过》的长篇报道，宣告昔日血吸虫病重点流行区域之一的江西省余江县消灭了血吸虫病，这充分显示了党民协同在治理疫情上的特色优势。11 月，在全国 12 个省市、自治区流行近百年的血吸虫病，已在半数以上的流行区基本消灭。

新中国成立之前，疟疾的年发病人数在 3000 万人左右，此时年发病人数已降低到这个估计数目的 2.6%；各地丝虫病治疗人数已达 70 万人，其中 1958 年的治疗人数等于过去 8 年治疗总人数的 16 倍；黑热病已基本消灭。此外，上海等 23 个县市已基本消灭了钩虫病。由上可见，在党的领导下，经过各部门各地区共同努力，血吸虫病等疫病得到了有效控制。

1958 年 6 月 30 日，《人民日报》的报道宣告："中国血吸虫病重点流行区域之一的江西省余江县，经过两年来的反复斗争，已经在全国树立起第一面消灭血吸虫病的旗帜。"对此，全国人民欢呼："中国人民有了毛主席、共产党的领导，不管是天灾还是人祸，什么都可以战胜！"时值 65 岁的毛泽东激动不已、感慨万千，他写下两首七言律诗《七律二首·送瘟神》并称："读六月三十日《人民日报》，余江县消灭了血吸虫，浮想联翩、夜不能寐、微风拂煦、旭日临窗、遥望南天、欣然命笔。"在《七律二首·送瘟神》的后记中，毛泽东还写道："六月三十日《人民日报》发表文章说：余江县基本消灭了血吸虫，十二省、市灭疫大有希望。我写了两首宣传诗，略等于现在的招贴画，聊为一臂之助。就血吸虫所毁灭我们的生命而言，远强于过去打过我们的一个或者几个帝国主义。八国联军、抗日战争，就毁人一点来说，都不及血吸虫。除开历史上死掉的人以外，现在尚有一千万人患疫，一万万人受疫的威胁。是可忍，孰不可忍？然而今之华佗们在早几年大多数信心不足，近一二年干劲渐高，因而有了希望。主要是党抓起来了，群众大规模发动起来了。党组织，科学家，人民群众，三者结合起来，瘟神就只好走路了。"

1959 年 9 月，全国已有约 490 万血吸虫病病人得到治疗，占患者总数的 70%。1959 年，梅毒、疟疾、麻风等疾病得以消除；克山病、大骨节病等重点地方病均被基本消灭。中央防治血吸虫病九人小组在给中共中央的报告中，将钉螺和"四害"合称"五害"，也将当时流行的四种慢性传染病（血吸虫病、钩虫病、丝虫病和疟疾）合称"四病"。除"五害"与防"四病"的提出，标志着新中国对疫情的防控达到新的高潮。

1959 年 3 月，中国卫生部派顾方舟、董德祥、闻仲权、蒋竞武前往苏联莫斯科血清生物制品研究所学习脊灰疫苗的制造方法。10 月，顾方舟等四人学成归来，中国迅速成立了脊髓灰质炎疫苗研究小组。经过 5 个月的不懈努力，1960 年 3 月，中国成功试制脊灰活疫苗。随后，疫苗动物实验、Ⅱ 期（2000 名适龄儿童参与）和 Ⅲ 期（450 万名适龄儿童参与）临床试验陆续开展并取得了成功，证实了我国研制的脊灰活疫苗的有效性和安全性。

1960 年 3 月，中共中央在《中共中央关于卫生工作的指示》（以下简称《指示》）中指出，各省市党委、党组要把过去两年放松了的爱国卫生运动重新发动起来，并且一定要于 1960 年、1961 年和 1962 年这三年内做出显著成绩，要发动群众，让群众配合生产运动，大搞卫生工作。《指示》强调："一定要使居民养成卫生习惯，以卫生为光荣，以不卫生为耻辱。提倡做体操、打球类运动，跑步、爬山、游水、打太极拳及各色体育运动。"《指示》认为，卫生工作之所以重要，是因为有利于生产，有利于工作，有利于学习，有利于改造我国人民低弱的体质。《指示》还规定相关部门要每年召开四次卫生工作会议。同时，全国人大通过的《1956 年到 1967 年全国农业发展纲要》把除"四害"、讲卫生列入其中。在党中央及各级政府领导下，动员广大群众积极参加，同样收到立竿见影的效果。许多城乡清除了大量的垃圾、污物，卫生环境焕然一新。为加强对鼠疫、克山病、大骨节病、地方性甲状腺肿等地方性疾病的防治，中共中央成立北方地方病防治领导小组，各病区省、地、县也相应地成立领导小组及办事机构。

1960 年 4 月 10 日，全国人大二届二次会议通过的《关于为提前实现全国农业发展纲要而奋斗的决议》，将除"四害"的内容确定为消灭老鼠、臭虫、苍蝇和蚊子。1961 年，卫生部在给中共中央的报告中指出："四害"已大大减少；危害人民最严重的天花、霍乱、鼠疫得到了控制；几种主要传染病的发病率逐年下降，死亡率显著降低；治疗和治愈了大量寄生虫病、地方病患者。

1961 年，我国最后一例天花患者痊愈，比世界卫生组织宣布天花在地球上被根除，提前了近 20 年。1961 年以后，天花在我国停止传播，我国开始推行接种卡介苗。1962 年，天花在全国范围内被消灭。1964 年 7 月 15 日，因东南亚霍乱疫情严重，卫生部规定对国际航行船舶上的华裔海员和其接触的国内人员开展粪检做疫源监测。

"文化大革命"时期，我国的卫生防疫体系遭受严重影响。卫生防疫站、防疫机构或被取消或被合并，卫生防疫条例和法规失效，导致卫生防疫工作几乎无人管理。1966—1967 年，流行性脑脊髓膜炎（以下简称"流脑"）大爆发。据不完全统计，约 300 万人受到感染，全国各地均发生疫情。例如，安徽省报告病例超过 25 万人，儿童死亡病例超过 1 万人；辽宁省报告病例超过 5 万人，死亡病例超过 3000 人。1966 年秋末冬初，呼吸道与胃肠道传染病高发。张佐良在《周恩来的最后十年》一书中描述："北京各医院凡是能待人的地方……包括走廊上都躺满了病人。"1966—1967 年，"流脑"成为新中国成立以后传播速度最快、感染人数最多、造成损失最大的疫情，发病率为 403/10 万、病死率达 5.49%。疫情暴发后，1966 年 11 月 16 日，中共中央、国务院发出限制人口流动的通知，决定从 11 月 21 日起到次年春，一律暂停北京和各地进行串联。1967 年 2 月 3 日，中共中央、国务院再次发出通知，要求全国停止长途步行串联。1967 年 3 月 7 日，周恩来批示要求立即组织卫生干部建立专业机构防治"流脑"。3 月 10 日，卫生部成立了防治脑膜炎办公室，组织对于"流脑"的预防治疗工作。3 月 11 日，卫生部发出《关于立即组织医疗队下乡防治脑膜炎的通知》，要求各地卫生部门组织医疗队深入基层进行"流脑"防治工作。在周恩来的指挥下，各地成立防治"流脑"办公室，组织医务防治队伍奔赴疫区治疗，并对"流脑"的易感人群进行疫苗接种。1968 年后各地疫情逐步下降。

这一期间，传染病防治的科学研究取得一些重要进展和成果。例如：1965 年，成功研制出麻疹减毒活疫苗；1968 年，成功研制出乙脑疫苗和流脑疫苗。1970 年 6 月，《中共中央转发中共中央血防领导小组关于南方十三省、市、区血吸虫病防治工作的进展情况报告的通知》明确指出：除"四害"、讲卫生，绝不是一件小事，是振奋人民精神、移风易俗、改造世界的大事。各地讲卫生、除"四害"、预防疾病的运动，必须在城市依靠工厂、矿山、商店、学校、机关和街道的基层组织群众，在农村公社依靠生产队的群众，由领导人员亲自动员，广大群众轮班参加，结合本地实际，在运动中养成重视卫生、持之以恒的好习惯。

1973年，周恩来指示国务院批准了江苏、山东、河南、安徽、湖北5省疟疾联防，要求尽快控制疫情，并要求南方各疟区（包括广东、广西、湖南、福建等省）也要加强防治，控制疫情的回升，降低发病率。

1974年开始，江苏、山东、河南、安徽、湖北5省开展大规模的群众性防治疟疾运动。主要防治措施包括：①对患者采取对症治疗；②在疟疾流行休止期进行集体服药；③在疟疾流行季节进行集体预防性服药；④开展群众性防蚊灭蚊活动；⑤逐步开展发热患者血检疟原虫。1974—1979年，江苏、山东、河南、安徽、湖北5省共治疗疟疾患者2739万，疟疾流行休止期根治4.17亿人次，流行季节预防服药6.03亿人次，对83.88万发热患者进行疟原虫血检。

20世纪70年代，氟中毒作为一种地方病被发现。1977年11月15日，中共中央北方防治地方病领导小组决定，将其列为重点防治性地方病。"文化大革命"期间大量结核病防治机构被解散，大多数结核病防治机构的业务工作陷于停顿。"文化大革命"结束后，政府高度重视并不断加强结核病防治研究工作，结核病防治工作迎来春天。1978年，卫生部在广西召开了全国结核病防治工作会议，通过了《全国结核病防治规划（1978—1985年）》，讨论实施规划的各项措施，研究了加速消灭结核病的有关学术方面的问题。该会议重点指出"要加强领导，健全结核病防治网，抓紧农村和厂矿企业防涝工作，保证经费及药品器材的供应"。1978年9月20日，经国务院批准，卫生部发布《中华人民共和国急性传染病管理条例》，贯彻预防为主的方针，要求积极预防、控制和消灭两类25种急性传染病的发生与流行，保障人民的生命安全和身体健康。

第三节　新中国成立初期的环境卫生学

　　1971 年 4 月 27 日，卫生部军事管制委员会向各省、市、自治区革命委员会卫生局下达《关于工业"三废"对水源、大气污染程度调查的通知》（以下简称《通知》）。这是我国政府为解决工业"三废"问题发布的第一份全国性文件，也是部署全国污染调查工作的指导性文件。《通知》指出，随着工业生产的发展，工业"三废"排出量日益增加。"三废"中的有害物质排出是害、回收是宝。回收利用可以为国家创造物质财富，反之则严重危害人民健康和工农业生产。"三废"问题的解决，不仅关乎人民健康，而且是一项光荣的政治任务。而解决"三废"问题，首先要调查清楚其对河流、大气、水源的污染情况及危害程度。《通知》为地方调查工作明确了调查范围，主要包括三个方面：厂矿调查、"三废"对水源的污染调查、"三废"对大气的污染调查。《通知》要求，各地对辖区主要厂矿进行全面调查，要了解排污情况、排放制度、回收利用的方法以及对周围居民健康和其他行业的影响；要求水源污染调查查清地面水和地下水源受污染的程度、主要污染物质和污染源，要求大气污染调查查清大气受工业废气、烟尘等污染的情况。

　　1971 年 12 月 27 日，卫生部军管会出台了《1972 年"三废"卫生工作重点》（以下简称《工作重点》）。《工作重点》由污染调查经验交流学习班制定，其中确定了四项重点工作和五大项调查项目。四项重点工作包括：①继续贯彻《通知》的要求，并要注意三线建设和中小型企业污染情况的调查；②协助工业部门开展综合利用工作；③统一有害物质测定和采样方法；④制定卫生标准。在五大项调查项目中，第一项是涵盖各省级行政区的污染调查，其他四项则为涉及水利资源、主要工业城市大气、主要排污企业和三线建设等方面的污染调查，参与者是项目相关的部委和省区。

《工作重点》细化了《通知》的内容要求，并且重点突出。例如，主要水利资源项目涉及长江、黄河、松花江、珠江等水系和渤海湾、东海沿海等海域；大气污染调查包括北京、天津、上海、武汉、广州等 11 个城市；主要排污企业包括石油化工、焦化化工、氯碱化工和有色冶金四类企业。

1972 年 3 月，河北省怀来县、北京市大兴县的群众食用官厅水库有异味的鱼后，出现恶心、呕吐等症状。经过调查，水库已受严重污染，北京市革命委员会向中央提交了《关于官厅水库污染情况的报告》。5 月 20 日，李先念批示，要着力解决这一问题。6 月 8 日，国家计划委员会和国家建设委员会向国务院提交《关于官厅水库污染情况和解决意见的报告》，陈述了初步的调查结果，建议建立"官厅水库水源保护领导小组"，采取紧急措施防止水质继续恶化，加强对官厅水库上游河流污染的调查。报告提出，新建、扩建工厂必须有"三废"治理措施；工厂建设和"三废"综合利用工程要同时设计、同时建设、同时投产。该报告提出的建议，经国务院批准，有关官厅水库污染治理的工作，逐步展开。水库治理的成功，是中国环保事业初创阶段的标志性事件。有关官厅水库污染调查的报告，代表了对特定区域进行综合性环境污染调查与研究的重要成果，同样具有特殊的历史意义。

1973 年 8 月 5 日—20 日，中国第一次环境保护会议在北京召开，揭开了中国环境保护事业的序幕。本次会议由周恩来倡导，国务院委托国家计委（现国家发展改革委员会）组织举办。该会议确定了环境保护工作 32 字方针，即"全面规划、合理布局、综合利用、化害为利、依靠群众、大家动手、保护环境、造福人民"。该会议制定的《关于保护和改善环境的若干规定（试行草案）》，成为我国第一部环境保护的综合性法规。本次会议具有重要意义，表现在四个方面：

（1）中国首次确立社会主义制度，存在着比较严重的环境问题，需要认真治理。

（2）标志着环境保护在中国开始列入各级政府的职能范围。

（3）制定的环境保护方针、政策和措施，为开创中国的环境保护事业指明方向、抓住重点、确定目标和任务。

（4）从中央到地方及其有关部门，相继建立了环境保护机构，并着手对一些污染严重的工业企业、城市和江河进行初步治理，中国的环境保护工作开始起步。

1973—1975 年，由中国科学院地理研究所、北京师范大学地理系、北京市卫生防疫站、北京市环境保护研究所等 38 个主要科研监测单位组成的研究队伍开展了官厅水系水源保护科研监测工作，对官厅水库上游的污染源、水系的污染状况、污染物与人健康和环境的关系、污染物的分析化验方法和污水处理技术等方面，进行了综合调查和试验研究，积累了十余万个数据，写出了几十篇专题报告。类似的综合性环境污染调查与研究还有：1973—1976 年，北京市组织开展的北京西郊环境质量评价研究；1975—1978 年，河北省组织开展的白洋淀水污染与控制研究；1976 年，天津市组织的对蓟运河流域污染的调查与研究；等等。这些通过重点项目开展的区域综合环境污染调研通常是由突发性环境污染事件所引起的。如 1972 年前后，北京西郊发生多起影响群众健康和生活的污染事件；1974 年春灌时，蓟运河下游汉沽一带发生了 4.7 万亩小麦受害减产和绝产事件。它们具有很强的现实针对性，其成果也直接服务于区域环境污染治理。

第四节　新中国成立初期的职业卫生学

1972 年，卫生部军管会下发《关于转发工业卫生、职业病防治研究协作方案的通知》，要求重视安全卫生。在职业病调查中，有两类典型的慢性中毒的情况，分别发生于化工厂和焦化厂。1979 年 4 月 9 日，国务院转批国家劳动总局、卫生部《关于加强厂矿企业防尘防毒工作的报告》（以下简称《报告》）。《报告》指出：据各地不完全统计，厂矿企业中有 70%～80% 的粉尘作业场所的粉尘浓度超过国家规定的卫生标准，有的超过标准数百甚至上千倍。目前，全国有超过 560 多万人在厂矿企业中接触粉尘，经过检查，已确诊为矽肺（尘肺）病的有 19 万多人，可疑矽（尘）肺病患者近 34 万人，比 1962 年增加了 5 倍。矽肺病患者中有一半丧失了劳动能力，由国家提供养护，仅工资、医疗费和伙食补助，每年就开支 1 亿元。至今在全国统配煤矿全岩、半煤岩掘进工作面中，干打眼的占 22%，地方煤矿占 50%；对从事有毒作业的职工还没有进行普查。据抽查，浓度超过国家卫生标准的作业场所，占 70% ～ 80%，有的超过国家卫生标准成千上万倍。由于劳动条件的恶化，职业病人数急剧增加。在 1974—1976 年这 3 年中，全国新发现的矽肺病人占全部矽肺病人总数的 54%，北京、陕西、四川、吉林、山东等省市则占 60% 以上，这是一个明显的发展趋势。尘毒浓度高、发病率高、出勤率低、劳动生产率低，已成了发展工业生产的严重障碍。国务院批示："不断改善劳动条件，保护职工的安全健康，做到安全生产、文明生产，不仅是反映企业管理水平的一个重要标志，而且是实现四个现代化的要求。"

第五节　新中国成立初期的妇幼卫生学

1958 年 12 月，《关于人民公社若干问题的决议》指出，务必保障妇女在产前产后的充分休息、在月经期内的必要休息，于此期间不做重活、不下冷水、不熬夜。公共食堂对老人、小孩、病人、孕产妇和哺乳期的母亲，在伙食上要予以必要照顾。同年，大量医生和研究者为了诊断和治疗癌症组织起来，对全国各地约 1 亿人进行了癌症调查。与其他癌症相比，宫颈癌发病率和死亡率较高、没有痛苦的诊断程序，以及良好的早期治疗预后，因此其成为最理想的筛查选项之一。作为征服癌症总战役的一部分，1958—1960 年，全国 20 个城市中有 100 多万 25 岁以上的妇女接受了宫颈癌筛查。

1959 年，卫生部下发《关于加强预防接种工作的通知》。1963

年，卫生部颁布《预防接种工作实施办法》，初步形成儿童计划免疫的概念。《预防接种工作实施办法》提出在广大城市对免疫对象按免疫程序进行适时接种，在农村则主要开展冬春季的突击接种策略；提出建立预防接种卡片，加强计划接种，我国预防接种从此逐步走入计划接种时代。

1964 年，为了做好学生视力保护工作，更好地贯彻党的教育方针，为国家培养有社会主义觉悟的、有文化的劳动者，国家卫生部、教育部等八个部委联合发出了《关于试行中小学校学生视力保健暂行办法（草案）的联合通知》。各地成立了视力保护办公室，抽调专门人员重点负责学生的视力保护工作，各级各类学校，特别是中小学相继采取学生视力保护措施。

1964 年 12 月，卫生部下发《关于加强新法接生工作，消灭新生儿破伤风，降低产妇染病率的通知》。新中国成立前，我国妇幼卫生工作水平较低，广大城乡地区普遍使用旧法接生，这种情况在新中国成立初期仍然存在。新中国成立后，东北地区针对新法接生开展了重点实验工作，深入开展妇幼卫生状况调查，积极培养妇幼卫生人员，普及妇幼卫生常识，并大规模推广新法接生。新法接生显著地降低了新生儿破伤风的发病率。

1962 年 12 月，中共中央和国务院发出《关于认真提倡计划生育的指示》，要求"在城市和人口稠密的农村提倡节制生育，适当控制人口自然增长率，使生育问题由毫无计划的状态逐渐走向有计划的状态，这是我国社会主义建设中既定的政策"。1964 年初，经国务院批准，国务院计划生育委员会成立，由时任国务院秘书长的周鑫荣兼任该委员会主任。1964 年 5 月，国家科学技术委员会计划生育专业组成立，统一组织协调全国的计划生育科学研究工作。20 世纪 70 年代初，面对严峻的人口形势，国家开始在全国城乡全面推行计划生育，严格控制人口增长。1971 年国务院批转了《关于做好计划生育工作的报告》，把控制人口增长的指标首次纳入国民经济发展计划。1971 年 7 月 8 日，《国务院转发卫生部军管会、商业部、燃料化学工业部"关于做好计划生育工作的报告"》国发〔1971〕51 号）指出：目前全国人口自然增长率还相当高。根据 16 个省、市、自治区的统计，1969 年平均人口自然增长率为 24‰。为了进一步贯彻落实毛主席"人类要控制自己，做到有计划地增长"的指示，在第四个五年计划期间，使人口自然增长率逐年降低，力争到 1975 年，一般城市降到 10‰ 左右，农村降到 15‰ 以下，原来城乡综合增长率就低的，则不应回升。1978 年 3 月 11 日，国务院转批卫生部《关于普及新法接生工作的报告》。该批示指出，新法接生是关系到广大妇女儿童健康和影响群众生产、生活的大事，各级革命委员会要加强领导，广泛宣传，采取措施，认真抓好，力争短期内在全国基本普及新法接生。

第六节　新中国成立初期的营养与食品卫生学

1974 年，国务院批准《关于防止食品污染问题的报告》，并批注组成由卫生部牵头，多部门参加的全国食品卫生领导小组。《关于防止食品污染问题的报告》指出，食品中存在不同程度的污染，究其原因，主要表现在：农药的污染、工业废水和生活污水的污染、粮油食品霉变的污染、家畜疫病的污染、生产和加工过程中的污染、饮食行业不卫生造成食品污染以及进口食品的污染。同时，卫生部组织召开会议，针对食品中微生物、化学品和农药污染以及粮、油、肉、蛋、菜等食品卫生问题，先后制定 14 项、54 个卫生标准及 12 个管理办法，填补了我国食品卫生标准的空白。

1974 年，中国医学科学院食品卫生检验所成立，并在防疫站内设置食品卫生监督检查机构。1978 年，国务院批准全国食品卫生领导小组召开全国食品卫生工作会议，并转发了会议报告和防止食品污染规划要点。1979 年 7 月 28 日，国务院颁布《中华人民共和国食品卫生管理条例》，分为总则、食品卫生标准、食品卫生要求、食品卫生管理等共 7 章 28 条。食品卫生监督管理的重点范围，从预防传染病发展到防止一切食源性疾病的阶段。

参考文献

［1］中华人民共和国三年来的伟大成就［M］．北京：人民出版社，1952．

［2］中共中央文献研究室．毛泽东文集 第六卷［M］．北京：人民出版社，2004．

［3］周恩来．为巩固和发展人民的胜利而奋斗［M］．北京：新华书店，1950．

［4］卫生部．关于健全和发展全国卫生基层组织的决定［J］．新华月报，1951（6）：413－420．

［5］共青团中央．新中国卫生防疫体系是怎样建立起来的？［EB/OL］．（2020－03－31）［2023－04－27］．https：//baijiahao.baidu.com/s?id＝16626655080599888770&wfr＝spider&for＝pc．

［6］文汇网．毛泽东"六二六"指示催生中国"赤脚医生".［EB/OL］．（2018－12－09）［2023－04－27］．https：//www.whb.cn/zhuzhan/xinwen/20181209/229239.html．

［7］李砚洪．赤脚医生［N］．北京日报，2008－01－22．

［8］卫生部、财政部．关于改进公费医疗管理问题的通知．［EB/OL］卫计张字第 809 号．1965－10－27．

［9］李洪河．往者可鉴：中国共产党领导卫生防疫事业的历史经验研究［M］．北京：人民出版社，2016．

［10］胡娜．新中国卫生防疫体系是怎样建立起来的？［EB/OL］．（2020－03－31）［2023－04－25］．https：//mp.weixin.qq.com/s/0qpvHEei－6－GKhR_pqRDZQ．

［11］王蕾．"二五"时期党领导公共卫生事业建设的成就与启示［C］//当代中国研究所．党的执政经验与中国特色社会主义：第十一届国史学术年会论文集．北京：当代中国出版社，2014．

［12］张晓丽，陈东林．1966—1967 年全国性"流脑"的暴发与防治［J］．中共历史与理论研究，2017（2）：134－147，267－268．

［13］刘宏焘．20 世纪 70 年代的环境污染调查与中国环保事业的起步［J］．当代中国史研究，2015，22（4）：68－80，126－127．

［14］国家劳动总局、卫生部. 关于加强厂矿企业防尘防毒工作的报告［J］. 职业与健康, 1991（3）: 7 - 8.

［15］中共中央文献研究室. 建国以来重要文献选编 第十一册［M］. 北京: 中央文献出版社, 1995.

［16］蒋菲婷. 医学工作为人民: 一九五八年中国大规模筛查宫颈癌项目［J］. 中共党史研究, 2022, 271（1）: 104 - 108.

［17］卫生部. 关于加强预防接种工作的通知［J］. 中华人民共和国国务院公报, 1957（11）: 206 - 207.

［18］国务院. 国务院转发卫生部军管会、商业部、燃料化学工业部"关于做好计划生育工作的报告"［R/OL］.（1971 - 07 - 08）［2023 - 05 - 24］. http://www. gov. cn/zhengce/content/2015 - 11/19/content_10304. htm.

第三章　百年党史中的公共卫生发展
（1978—2012 年）

第一节　改革开放至党的十八大前的卫生事业管理

　　我国农村医疗卫生工作的独特方法和显著成就，得到了世界卫生组织的关注和认可。1976 年，被誉为"合作医疗之父"的覃祥官作为中国代表团的副团长，出席了世界卫生组织太平洋委员会第 27 届会议和世界卫生组织太平洋基层卫生保健工作会议。会上，覃祥官作题为《中国农村基层卫生工作》的报告，并回答了各国卫生部部长和记者们的提问。他介绍了中国农村合作医疗的情况。这个报告令各国代表赞叹不已。代表和记者们不敢相信，称赞道："中国农村人口这么多，居然能够做到看病吃药不花钱，真是人间奇迹。"此后，联合国教科文组织、世界卫生组织和部分国家代表团，不断地前往中国考察学习，拍摄"赤脚医生"工作的专题纪录片，并将《赤脚医生手册》翻译成多种文字出版。1978 年，中国的合作医疗和"赤脚医生"的经验，被写进《阿拉木图宣言》，被作为解决初级卫生保健问题的成功范例在发展中国家推广。"2000 年人人享有卫生保健"的战略目标据此提出，中国卫生工作经验从此走向世界。这对发展中国家改进卫生工作方法、提升人民健康水平，产生了积极而深远的影响。

　　党的十一届三中全会后，我国的卫生防疫站步入恢复扩大时期。1978 年 9 月 20 日，由国务院批准，卫生部发布《中华人民共和国急性传染病管理条例》。这是在 1955 年《传染病管理办法》的基础上，旨在加强急性传染病的管理，预防、控制和消灭急性传染病的发生与流行而制定的。此条例明确指出，各级卫生防疫站对急性传染病（甲类 3 种，乙类 2 种）的预防、报告、处理等具有程序指导的责任和监督的权利。1979 年，卫生部颁布《全国卫生防疫站工作条例》，明确规定了卫生防疫站是应用预防医学理论、技术进行卫生防疫工作监测、监督、科研、培训相结合的专业机构，是当地卫生防疫程序技术的指导中心。以上述两个条例为核心的一系列政府条例的制定，推动了卫生防疫系统的恢复和发展。

1979 年 10 月，卫生部、财政部与国家劳动总局联合下发《卫生防疫人员实行卫生防疫津贴的规定》。卫生防疫人员需要经常深入疫区病家进行防病灭病和各项卫生工作，到城乡、荒漠、高山、森林以及尘毒弥漫场所进行实地调查，实施防治、抢救、检验工作，不仅任务繁重、条件艰苦，而且环境恶劣，因要直接接触疫病。鉴于这种情况，规定自 1980 年 1 月 1 日起，对卫生防疫站从事有毒、害，有传染危险和长年外勤的现场卫生防疫人员实行卫生防疫津贴，这也是对卫生防疫工作人员工作的一种肯定。

1980 年，国家编委和卫生部联合下发《各地卫生防疫站组织编制规定》指出：我国防疫站是按国家行政区划和产业系统设置的，性质为国家卫生事业单位，服务对象为整个社会人群。

据此，我国基本确定了卫生防疫站内部按专业设置卫生科（包括环境卫生、劳动卫生、食品卫生、学校卫生和放射卫生专业）、防疫科（包括急性传染病、寄生虫病、地方病防治和消毒、杀虫、灭鼠等专业）、检验科（包括微生物检验及卫生、理化、毒理检验等专业）和卫生宣传科（包括文字、形象宣传、电话教育培训等）四个基本科室的方案。此外，还相应确定了卫生防疫站的常规工作内容，包括控制急、慢性传染病、寄生虫病、地方病等，实施计划免疫，实施消毒、杀虫、灭鼠，按照《传染病防治法》进行上述各项工作的卫生监督，开展劳动卫生、环境卫生、食品卫生和放射卫生相关工作，进行卫生宣传教育，开展科研和培训，参与慢性非传染性疾病的调查和防治，对爱国卫生运动协助指导，进行疾病和死亡的监测和登记等。

1980 年，《卫生部、国家编委颁发〈各级卫生防疫站组织编制规定〉的通知》执行文件下发。文件规定："省（自治区）和地区（自治州、盟）、市、县（旗）卫生防疫站的人员编制，按省（自治区）为单位的全民所有制医药卫生人员数 7% 比例配备。根据省、地、市、县各级站分担任务的区别，因地制宜配备人员。"

1980 年 10 月，卫生部下发《关于加强县卫生防疫站工作的几点意见》，对防疫站的工作给予充分肯定。该文件指出，县卫生防疫站自建立以来，积极贯彻预防为主方针，广大卫生防疫人员长年累月深入农村，不畏艰苦开展卫生防病工作，取得了显著成绩，为预防疾病、保障人民健康做出了重大贡献。同时，该文件也针对当前县站普遍存在的薄弱环节和实际需要，提出了几点意见。例如，健全领导班子和业务科室，配备年富力强、精干有力、熟悉业务、具有一定政策水平和管理水平的领导班子，并保持相对稳定，是办好县防疫站的关键；抓好技术人员的专业培训工作，是改变当前专业干部不足、质量不高状况的根本；等等。

1981 年，我国提出 20 世纪末在全国范围内基本消灭麻风病。《各地卫生防疫站组织编制规定》和《关于加强县卫生防疫站工作的几点意见》的颁布，以及国家提出 20 世纪末在全国范围内基本消灭麻风病等一系列文件的贯彻落实，对卫生防疫站的恢复和发展有着积极的促进作用。联合国妇女儿童基金会在 1980—1981 年年报中指出，中国"赤脚医生"制度不仅在我国落后的农村地区为农民健康提供了初级医疗保障，而且为不发达国家提高医疗卫生水平提供了参考。世界银行和世界卫生组织称赞我国农村的合作医疗为"发展中国家解决卫生经费的唯一典范"。

1982 年，围绕加强卫生防疫体系建设，各级卫生防疫机构积极推进科学管理，制定实施卫生防疫技术规范，极大加强了县级卫生防疫站的规范和基础设施建设。1983 年，卫生部向国务院申请建立中国预防医学中心，基本任务为：

（1）进行预防医学的技术理论和实践研究。

（2）对省、自治区、直辖市卫生防疫机构的卫生监督及预防疾病的实际工作提供技术指导和培训专业人员。

（3）指导卫生防疫和疫病监督监测工作。

（4）开展预防医学情报资料的收集和交流。此后，从中国预防医学中心到省、地（市）、县及各部门卫生防疫站，基本形成了较为完善的卫生防疫组织体系。

1984 年，我国著名医学寄生虫专家、血吸虫病研究开拓者之一的毛守白先生在第 37 届世界卫生大会获得里昂·伯尔纳奖，这是我国学者首次获此殊荣。

1984 年，卫生部卫生防疫司组织力量编写出版了我国第一本《卫生防疫管理》。卫生部成立了卫生防疫管理研究会，华北地区及其他大区还建立了区域性的民办卫生防疫管理协作组织。他们不断将管理科学的理论投入卫生防疫站管理的实践，并发表文章普及卫生防疫管理知识、推广管理实践经验，起到了先行者的作用。

1985 年，国务院批转了卫生部 1984 年 8 月起草的《关于卫生工作改革若干政策问题的报告》。该时期医改的基本思路是"放权让利，扩大医院自主权，放开搞活，提高医院的效率和效益"。

农村合作医疗制度、农村三级医疗预防保健网、赤脚医生制度，曾被世界卫生组织誉为中国农村卫生工作的三大法宝。20 世纪 80 年代，中国经济体制改革从农村起步，旧有的农村合作医疗失去依托，并逐渐解体，以"赤脚医生"闻名的中国模式，逐步淡出历史舞台。1985 年底，全国全面恢复了卫生防疫站。据 1985 年全国农村卫生服务抽样调查资料表明，每 1000 个农民中有 1.5 名村级卫生人员，有 94.3% 的村设有医疗卫生机构（点），89.2% 的农民就诊距离在 2 公里以内，就诊距离在 5 公里以内的农民占 96.6%，为实现"2000 年人人享有卫生保健"奠定基础。

1986 年，黄树则等出版《当代中国的卫生事业》一书。同年，中国预防医学中心更名为中国预防医学科学院。截至 1986 年末，全国各级卫生防疫站共 3516 个，人员 155266 人（含卫生技术人员 121113 人）。各级卫生防疫站的组织框架、科室设置完备。但是，基层公共卫生服务人员仍然缺乏。据 1987 年齐齐哈尔市 6 个县卫生改革调查资料表明，6 个县医院共有医务人员 1515 人，从事预防保健的 33 人，只占总数的 2.18%，却需要承担近 9.7 万人的预防保健工作。

1988 年，中华预防医学会卫生防疫管理学会建立。从国家预防医学中心到省、地（市）、县及各部门卫生防疫站，基本形成较为完善的卫生防疫组织体系。

20 世纪 80 年代后期，世界家庭医师学会领导人将全科医学推介到中国。1989 年，全科医学会在北京、广州相继成立，首都医科大学成立全科医师培训中心，中国全科医生教育及医疗实践的探索就此启程。

1989 年 1 月 15 日，国务院颁发《国务院批转国家教委等部门关于深化改革鼓励教育科研卫生单位增加社会服务意见的通知》（国发〔1989〕10 号）。为弥补政府投入的不足，卫生防疫站走上为社会提供卫生防疫技术服务的有偿服务之路。1991 年 4 月 9 日，第七届人大四次会议批准通过《国民经济和社会发展十年规划和第八个五年计划纲要》，明确提出了卫生事业贯彻"预防为主，依靠科技进步，动员全社会参与，中西医并重，为人民健康服务"的方针。卫生部贯彻这一方针的同时，还提出了"以农村卫生、预防保健和中西医结合"为我国卫生工作发展的战略重点。1992 年，公共卫生机构进入"市场化"。此时公共卫生由财政全额拨款演变为企业化管理模式，开始以创收为目标，公共卫生福利性降低。在市场经济大潮下，全国公共卫生工作开展出现短板，公共卫生发展为被动服务模式。

党的十一届三中全会以后，我国的卫生法制建设有了突破性进展。我国政府将搞好防病治病工作作为精神文明建设的重要内容，确定了"政府组织、地方负责、部门协调、群众动手、科学治理、社会监督"的基本工作方针，让卫生防病工作逐渐走上了经常化、制度化、规范化和法制化的轨道上。自 1982 年开始，公共卫生法律法规、配套性规章和标准制定工作不断加强，以构筑公共卫生法律、标准体系为中心的公共卫生法制建设已成为卫生事业发展的重点。

1978 年，卫生部在 1955 年《传染病管理办法》基础上颁布《中华人民共和国急性传染病管理条例》，把急性传染病分为 2 类 25 种；同年，卫生部下发《关于加强计划免疫的通知》，中国正式进入计划免疫的时代，全国普遍实行计划免疫，通过接种卡介苗、脊灰、麻疹、百白破 4 种疫苗，预防结核、脊灰、麻疹、百日咳、白喉、破伤风 6 种传染病。1980 年，中华医学会传染病与寄生虫病学分会正式成立；同年，卫生部颁发《预防接种实施办法》。

1982 年，卫生部颁发实施《全国计划免疫工作条例》。该条例明确了推荐使用的疫苗，统一了儿童免疫程序，要求按照规定进行免疫程序，有计划地利用生物制品进行人群预防接种，以提高人群免疫水平。1983 年 7 月 1 日，全国人大常委会颁布实施《中华人民共和国食品卫生法（试行）》，规定卫生行政部门所属县以上卫生防疫站或者食品卫生监督检验所为食品卫生监督机构，负责管辖范围内的食品卫生监督工作；铁道、交通、厂（场）矿卫生防疫站在管辖范围内执行食品卫生监督机构的职责，接受地方食品卫生监督机构的业务指导。

1984 年 9 月 20 日，第六届全国人民代表大会常务委员会第七次会议通过第一部法律位阶的药品管理基本法《中华人民共和国药品管理法》。这部法律从建立监管机构、设立行政审批制度、建立国家药品标准、法律责任体系等多方位全面回应了药品质量管理现状对监管工作提出的需求，确认了政府监管机构的法律地位、法定职权和法律责任。药品监管体制雏形初建。

1986 年 12 月 2 日，第六届全国人民代表大会常务委员会第十八次会议通过《中华人民共和国国境卫生检疫法》。1986 年 10 月，在哥伦比亚召开的世界儿童生存专题会议上，崔月犁代表中国政府承诺，在"七五"期间，分两步争取提高全国儿童免疫接种率，即到1988 年以省为单位儿童免疫接种率达到85%，到 1990 年以县为单位达到85%。

2000 年 2 月 21 日，国务院发布《关于城镇医疗卫生体制改革的指导意见》，要求卫生行政部门要"转变职能，政事分开"，将医疗机构分为非营利性和营利性两类进行管理；要求"深化医疗机构人事制度和分配制度改革""调整医疗服务价格"，对非营利性医疗机构的收入实行总量控制，结构调整；要求在总量控制幅度内，综合考虑医疗成本、财政补助和药品收入等因素；调整不合理的医疗服务价格，体现医务人员的技术劳务价值；要求实行医药分开核算、分别管理的准则；提出"鼓励各类医疗机构合作、合并"；要求"共建医疗服务集团、盈利性医疗机构医疗服务价格放开，依法自主经营，照章纳税"。

2001年，我国印发《关于完善城镇医疗机构补偿机制、落实补偿政策的若干意见》，提出坚持和完善医院药品收支两条线管理办法，逐步降低药品收入占业务收入的比重，积极稳妥推进医院门诊药房改为药品零售企业的试点工作等一系列弱化药品收益对医院的补偿作用的措施。

2002年，我国决定建立新型农村合作医疗制度，其特色为财政补助和农民自愿，目标是在2010年实现"基本覆盖农村居民"。

劳动和社会保障部于2003年5月出台了《关于城镇职工灵活就业人员参加医疗保险的指导意见》，并于2004年5月出台《关于推进混合所有制企业和非公有制经济组织从业人员参加医疗保险的意见》。这两份文件将灵活就业人员、混合所有制企业和非公有制经济组织从业人员以及农村进城务工人员纳入医疗保险范围。

2005年3月14日，民政部、卫生部、劳动和社会保障部、财政部发布的《关于建立城市医疗救助制度试点工作的意见》（以下简称《意见》）指出，从2005年开始，用2年时间在各省、自治区、直辖市部分县（市、区）进行试点，之后再用2～3年时间在全国范围内建立起管理制度化、操作规范化的城市医疗救助制度；要认真选择试点地区，要建立城市医疗救助基金。《意见》还规定救助对象主要是城市居民最低生活保障对象中未参加城镇职工基本医疗保险人员、已参加城镇职工基本医疗保险但个人负担仍然较重的人员和其他特殊困难群众。

2006年3月27日，国务院出台《国务院关于解决农民工问题的若干意见》，提出要积极稳妥地解决农民工社会保障问题。

2006年，十六届六中全会通过《中共中央关于构建社会主义和谐社会若干重大问题的决定》，进一步明确提出"建立以大病统筹为主的城镇居民医疗保险"。

2006年1月10日，卫生部、国家发展和改革委员会、民政部、财政部、农业部、国家食品药品监督管理局、国家中医药局7个部委联合下发《关于加快推进新型农村合作医疗试点工作的通知》，对新型农村合作医疗制度作了充分肯定，强调"建立新型农村合作医疗制度，是从我国基本国情出发，解决农民看病难问题的一项重大举措，对于提高农民健康水平、缓解农民因病致贫、因病返贫、统筹城乡发展、实现全面建设小康社会目标具有重要作用"。

2006年5月，劳动和社会保障部发布了《关于开展农民工参加医疗保险专项扩面行动的通知》，提出"以省会城市和大中城市为重点，以农民工比较集中的加工制造业、建筑业、采掘业和服务业等行业为重点，以与城镇用人单位建立劳动关系的农民工为重点，统筹规划，分类指导，分步实施，全面推进农民工参加医疗保险工作"。

2007年10月20日，农业部印发《农业生物质能产业发展规划（2007—2015年）》，提出以充分利用农业废弃物、大力加强沼气建设、积极推广秸秆汽化和固化成型燃料为重点，适度发展能源作物，通过加强科技创新、加大政策扶持、强化体系建设，引导、整合和利用社会力量广泛参与，推进农业生物质能产业健康有序发展，提高农业资源利用效率，降低能源消耗，优化能源结构，减少污染排放，走中国特色的农业生物质能产业发展道路。

2009年，在总结抗击非典实践的基础上，为进一步解决人民群众看病就医问题，数亿国民关注的新医改方案正式公布。该方案提出要把基本医疗卫生制度作为公共产品向全民提供，强化政府在基本医疗卫生制度中的责任，确立了人人享有基本医疗卫生服务的目标。

2009年3月17日国务院下发《关于深化医药卫生体制改革的意见》，其改革目标为建立中国特色医药卫生体制，逐步实现人人享有基本医疗卫生服务的目标，提高全民健康水平。2009年3月18日，国务院印发《2009—2011 年深化医药卫生体制改革实施方案》，重点强调抓好五项改革：一是加快推进基本医疗保障制度建设；二是初步建立国家基本药物制度；三是健全基层医疗卫生服务体系；四是促进基本公共卫生服务逐步均等化；五是推进公立医院改革试点。2010年4月6日，国务院印发《医药卫生体制五项重点改革 2010 年度主要工作安排的通知》，紧紧围绕保基本、强基层、建机制，突出惠民措施，提高服务水平，增强改革实效，充分发挥中医药作用，扎实推进医药卫生体制五项重点改革，并明确了牵头部门。

2012 年 3 月 14 日，国务院印发《十二五期间深化医药卫生体制改革规划暨实施方案》，提出到 2015 年，个人卫生支出占卫生总费用的比例降低到 30% 以下，看病难、看病贵的问题得到有效缓解。2012 年 8 月 30 日，卫生部、财政部等公布了《关于开展城乡居民大病保险工作的指导意见》，提出开展大病保险，对城乡居民因患大病发生的高额医疗费用给予报销，目的是要解决群众反映强烈的因病致贫、因病返贫问题，使绝大部分人不会再因为疾病陷入经济困境。

经过长期努力，我们不仅显著提高了人民健康水平，而且逐步形成一条符合我国国情的医改道路。我们围绕分级诊疗、现代医院管理、全民医保、药品供应保障、综合监管五项制度建设和建立优质高效的医疗卫生服务体系，着力在解决看病难、看病贵问题上持续发力，在推动深化医改上取得重大阶段性成效。截至 2012 年，基本医保已覆盖全国 95% 的人口，覆盖 10 亿多居民，构建起了世界上最大的基本医保网，保障水平也在逐步提高。仅就新农合来说，各级财政补助标准达到 200 元，住院费用政策范围内报销比例提高到 70% 左右，全年参合农民共报销 1710.2 亿元，13.15 亿人次受益。

第二节 改革开放至党的十八大前的 卫生法律法规与监督

1979 年 8 月，国务院正式颁布《中华人民共和国食品卫生管理条例》，进一步加强了对食品卫生法治化的管理。与此同时，食品卫生研究所等科研机构也相继成立，有力推动了食品卫生事业的发展。1982 年 11 月 9 日，第五届全国人大常委会第二十五次会议通过，并于 1983 年 7 月 1 日实施《中华人民共和国食品卫生法（试行）》。这是我国公共卫生监督发展史上的重要转折，标志着我国公共卫生监督工作进入了一个崭新的时期。该试行法的实施，使我国的卫生监督工作从规劝和行政命令式进入了教育和惩戒相结合的新阶段。阚学贵的《新中国公共卫生监督体系的建立和完善》一文指出，全国各类食品卫生监测平均合格率从 1982 年的 61.5% 提升到 1998 年的 88.3%，县及县以上国有和集体企业生产环境有害因素监测合格率由 1986 年的 50% 提高到 1998 年的 72.8%，各类公共场所卫生监测平均合格率由条例实施前的 50% 左右上升到 1998 年的 91.6%，化妆品卫生监测合格率由条例实施时的 70% 左右上升到 1998 年的 91.4%，传染病报告发病率逐年下降。

1986 年 12 月 2 日，第六届全国人民代表大会常务委员会第十八次会议通过并颁发实施《国境卫生检疫法》。1987 年 4 月 1 日，国务院发布施行《公共场所卫生管理条例》。12 月 3 日，国务院发布施行《尘肺病防治条例》。1988 年 1 月 14 日，卫生部、外交部、公安部、国家教育委员会、国家旅游局、中国民用航空局、国家外国专家局发布《艾滋病监测管理的若干规定》。1989 年 2 月 21 日，第七届全国人民代表大会常务委员会第六次会议通过《中华人民共和国传染病防治法》，规定国家对传染病防治实行预防为主的方针，防治结合，分类管理，依靠科学，依靠群众；国家建立传染病监测、预警制度，传染病分为甲类、乙类和丙类。这标志着公共卫生法制建设进入一个新的时期。10月24日，国务院发布施行《放射性同位素与射线装置放射防护条例》。11月13日，卫生部发布《化妆品卫生监督条例》。

1990年5月，我国召开了新中国成立后第一次全国卫生监督工作会议。

1990年6月4日，国家教委颁布《学校卫生工作条例》。随着公共卫生相关法律法规的出台，中国传染病管理和公共卫生监督工作进入新的发展阶段。在这一历史时期，传染病的控制取得新的进展，继天花灭绝以后，性病、黑热病、回归热基本消灭，鼠疫得到基本控制。此后，我国陆续颁布《红十字会法》《母婴保健法》《食品卫生法》等公共卫生法律。国务院发布或批准30余条法规，包括：《公共场所卫生管理条例》《血液制品管理条例》《传染病防治法实施办法》《学校卫生工作条例》《突发公共卫生事件处理条例》等。原卫生部（国家卫生计生委）颁布400多个规章、2000余项卫生标准，内容涉及食品、灾害医疗救援、核事故医学应急、食物中毒、职业危害事故的预防等。此举措使我国公共卫生立法初具规模，为我国公共卫生法制建设奠定了坚实的基础。

"文化大革命"结束后，国境卫生检疫工作迎来新的历史时期。我国的进口检验，仍采取联检形式。例如，对来自霍乱疫区的船舶，要求派2名检疫人员首先登轮检疫，对来自霍乱疫区的食品进行采样化验，对来自疫区的压舱水进行加封，排放时予以消毒。1979年，卫生部再次明确检疫所的领导关系及组织编制。同年11月，卫生部指示，进行检疫时无须查阅霍乱预防接种证书，同年底停止出口检疫。1980年，卫生部发布《国境卫生传染病检测试行办法》，流行性感冒、疟疾、登革热、脊髓灰质炎等被列为检测传染病。同年6月1日，卫生部决定在大连、天津、秦皇岛、青岛、上海和广州黄埔等港，对国际航行船舶试行电讯检疫，但由于种种原因，至1995年才正式开展。1982年，卫生部防疫司增设国境卫生检疫处，主管全国卫生检疫工作。从1985年起，按照联检从简的原则，对于来自非疫区的船舶一律由检疫所一人登轮检疫并简化手续，由船方填报健康申明书，检查船舶卫生后，即签发入港许可证，不再对船员和旅客逐一视诊。当然，对于来自疫区的船舶，仍由检疫所二人登轮检疫。

1986 年，卫生部颁发《中华人民共和国国境口岸卫生监督办法》。同年 12 月 2 日，经第六届全国人大常委会第十八次会议审议通过，颁布《中华人民共和国国境卫生检疫法》。1989 年，卫生部颁布《中华人民共和国国境卫生检疫法实施细则》《中华人民共和国国境卫生检疫法》及其实施细则。这不仅将新形势下卫生检疫机构的职责检疫对象、主要工作内容、疫区通报、发生疫情时的应急措施以及处理程序付诸法律文本，还对出入境人员与运输工具检验检疫、物品检疫查验、临时检疫、国际间传染病监测、卫生监督和法律责任也做了相应的规定。这些法律法规的出台标志着中国国境卫生检疫工作进入法制化管理的轨道。

1988 年，为适应国境卫生检疫工作的开展和发展需要，经国务院批准，国境口岸卫生检疫机构划归卫生部领导；进口食品卫生监督检验工作，划归国境口岸卫生检疫机构负责。同年 5 月 4 日，中华人民共和国卫生检疫总所成立；6 月 26 日，卫生部发文确定了第一批划归卫生部直接领导的 15 个省、市、自治区卫生检疫机构。1990 年，中华人民共和国卫生检疫总所加挂进口食品卫生监督检验所牌子。1992 年，各地卫生检疫所更名为"中华人民共和国××卫生检疫局"。

国境卫生检疫，指国家国境卫生检疫机关为了防止传染病由国外传入或者由国内传出，通过国家设在国境口岸的卫生检疫机关。依照国境卫生检疫的法律法规，在国境口岸、关口对出入境人员、交通工具、运输设备以及可能传播传染病的行李、货物、邮包等物品实施卫生检疫查检、疾病监测、卫生监督和卫生处理的卫生行政执法行为。自新中国成立到 1995 年这段时间，中国一直采用苏联的联检模式，即口岸几个有关部门派员同时登轮，进行船舶入境查验。1993 年以后改革了入境船舶的检疫查验程序。在坚持正常联检和部分电讯检疫、靠泊检疫的同时，有计划地进行锚地单独检疫尝试。1993 年，大连 70 余艘船舶采用该检验方式，取得较好的效果。自 1995 年 4 月

20 日起，大连等口岸取消持续 40 多年的联检制度，卫生检疫实施单独登轮检疫查验。

1992 年，卫生部防疫司、监督司在吉林省吉林市、上海嘉定县试点卫生防疫体制改革。各地先后在实践中探索卫生监督和疾病预防控制机构设立的新模式。同年，卫生部下发《全国卫生防疫工作规范（试行）》，提出促进卫生防疫工作的科学化和规范化建设要求。同年 2 月，卫生防疫司组织制定卫生防疫站等级评审标准。1995 年，卫生部决定在全国实施卫生防疫站评审制度，颁布《全国卫生防疫站等级评审管理办法（试点方案）》和《全国卫生防疫站评审标准》，在加快卫生防疫工作科学化与规范化建设方面提出新要求，并于 1996 年对全国卫生防疫站实行评审。1996 年 2 月 12 日，上海市卫生防疫站作为第一家省级站，通过了卫生部卫生防疫司组织的省级一等站的现场评审。

卫生防疫站等级评审的开展，调动了卫生防疫人员的积极性，促进了卫生防疫站的内涵建设，极大地提高了卫生防疫能力。通过制定实施卫生防疫技术规范，加强目标管理，进一步推进卫生防疫站的基础设施建设，在此基础上，我国的卫生防疫能力有了极大的提高。截至 1996 年末，全国卫生防疫站共 4000 个，人员总计 215229 人（含卫生技术人员 168071 人）。

1994 年 3 月，卫生防疫司改为疾病控制司，下设防疫一处、二处、三处、计划免疫处、综合计划处、非传染性疾病控制处等。

1994 年，国务院办公厅国办发〔1994〕49 号文件规定了疾病控制司和卫生监督司的职责。疾病控制司职责包括制定全国重大疾病、寄生虫病及其他严重危害人体健康疾病的防治规划，并实施监测；制定疾病控制的政策措施与规章制度，并指导实施和进行监督检查；遇到重大疫情和自然灾害，组织全国的技术力量，协助地方政府和有关部门控制疾病的发生、蔓延等。卫生监督司职责包括制定卫生监督工作的政策；制定食品卫生、学校、环境、放射卫生及化学保健品卫生等法规、标准及防治规划并监督实施；负责对特大工程项目进行预防性卫生监督；负责审批进口的化妆品、保健品等，并对全国卫生监督监测的工作进行指导。

1995 年，中华人民共和国卫生检疫总所更名为中华人民共和国卫生检疫局。1997 年底，各地共组建了 35 个旅行卫生保健服务中心。截至 1998 年，卫生检疫机构由原来的 17 个检疫所发展到直属国家卫生检疫局的 114 个国境卫生检疫所，全国从事国境卫生检疫工作的人数达 5000 多人。1998 年 3 月，全国人大九届一次会议批准了国务院机构改革方案。其中，国家进出口商品检疫局、国家动植物检疫局和国家卫生检疫局合并，组建成国家出入境检验检疫局，即"三检合一"，隶属海关总署，并于 1998 年 4 月成立。当年，直属国家卫生检疫局的海、陆、空港卫生检疫所（局）有 114 个。新的国家出入境检验检疫局是主管全国出入境卫生检疫、动植物检疫和商品检验的行政执法机构。国家出入境检验检疫局设立，在各地的直属局于 1999 年 8 月 10 日挂牌成立。2001 年 4 月，国家质量技术监督局和国家出入境检验检疫局合并，组建国家质量监督检验检疫总局，垂直管理全国 35 个直属检验检疫局。

1997 年，上海市在全国率先对全市各类防疫站（所）进行合并调整，成为全国首个建立省级疾控中心和卫生监督所的城市，间接推动全国公共卫生治理机制建设向纵深发展。随着社会主义市场经济体制的逐步形成，法制建设的不断深入、人民生活质量得以稳步提高，由此带来疾病谱和死亡谱从急性传染病向慢性非传染性疾病的转变，现有的防疫防病机构的功能相形见绌。为适应社会发展，必须尽快将以应对急性传染病防控为主要任务的中国卫生防疫体系向防治慢性非传染性疾病领域拓展，体系发展面临调整转型。1994 年，卫生部将卫生防疫司改为疾病控制司，增设慢性非传染性疾病控制处，这意味着我国疾病防控工作的重点，已开始由单纯控制传染性疾病逐步向慢性病防控转变。1996 年的世界银行贷款卫生七项目（健康促进项目）的实施，以及 1997 年卫生部慢性病社区防治示范点项目的开展，有力地推动了中国的慢性病防治工作。1998 年开始，全国各地开始大力发展社区卫生服务，成为老百姓健康的"守门人"。同时，加强国际结核病防控、计划免疫的合作，引进国际先进经验；依靠科学，注重基础建设，进一步完善冷链系统，实现"计划免疫三个 85%"的目标并加大重大疾病的防控。

1997 年，中共中央、国务院作出关于卫生改革与发展的决定，国务院颁发《关于城镇医药体制改革的指导意见》。自此，中国卫生体制改革开始全面启动。1998 年 11 月，上海市疾病预防控制中心、上海市卫生监督所挂牌，打响了卫生防病体制改革第一枪，标志着中国的疾病预防控制体系的纵深改革。

20 世纪末，随着法规和标准的相继完善，一般的预防保健专业技术人员逐步成长为专门的监督执法人员，我国卫生监督队伍日渐壮大。各类卫生监督员初步保证了日常公共卫生监督工作的开展（包括传染病管理、食品、劳动、公共场所、学校、放射防护、消毒、化妆 8 类），并带来了可观的社会效益。仅以 1998 年食品卫生监督为例，全国对食品生产经营企业监督检查达 1510 多万户次，对约 1191 万生产经营人员进行了培训，1240 多万人进行了体检，对 12 万多新、改、扩建工程进行了预防性卫生监督；抽样监测各类食品、食品添加剂及食品用产品 158 万多件；对违反食品卫生法的人员进行行政处罚达 57 万多户次，全国责令收回食品近 4.27×10^5 千克，销毁食品近 4.8×10^6 千克，没收违法所得约 188 万元，罚款 4880 多万元，责令停止生产经营 29000 多户次，吊销卫生许可证 54000 多户，取缔非法经营活动 21000 多次。

医疗、劳保医疗与公费医疗制度的发展：1951—1978 年为第一阶段，建立健全规章制度，控制消费者的行为。1979—1985 年为第二阶段，与消费者个人利益挂钩，控制消费者的行为，约束医院的预算。1978 年，我国卫生总费用合计 110.21 亿元，占国内生产总值（GDP）的 3.02%，其中政府预算卫生支出 35.44 亿元，社会卫生支出 52.25 亿元，个人现金卫生支出 22.52 亿，所占比例分别为 32.2%、47.4%、20.4%；卫生机构有近 17 万家，其中医院 9293 家，中医院 447 家；甲、乙类法定报告传染病发病率为 2373.07/10 万，死亡率为 4.86/10 万，病死率为 0.20/10 万。1979 年，卫生部门提出了加强医院经济管理、增收节支、健全收费的制度，并实现了一系列经济管理方法。1980 年，我国医院入院人数为 2247 万，医院病床使用率为 82.5%。1981 年，在我国医院诊疗人次总数为 10.53 亿。我国孕产妇住院分娩率 1985 年为 43.7%，2007 年为 91.7%。1986 年至今为第三阶段，与医院经济利益挂钩，控制医疗服务提供者的行为。

2002 年 5 月 1 日，《中华人民共和国职业病防治法》实施。国务院、卫生部相继颁布了相关的职业卫生法规，使职业病防治有法可依，职业病防治工作进入了法制化、规范化轨道。相关部门定期开展监督检查工作，对用人单位落实各项防治措施要求，落实劳动者保障措施，规范职业病诊断和鉴定工作，对可能造成职业病危害的工作和建设项目进行评价与审核，逐步完善职业病报告制度，提高职业卫生的覆盖面。《中华人民共和国职业病防治法》实施后，我国相继推出一系列职业卫生法律法规和标准，对用人单位落实各项防治措施要求、职业卫生行政执法和技术服务机构执业行为等予以规范；同时，制修订职业卫生标准 667 项，其中包括放射卫生防护标准 93 项、职业病诊断标准 97 项、职业性放射性疾病诊断标准 42 项。

2003 年，中央机构编制委员会办公室将由原卫生部承担的作业场所职业卫生监督检查这一职责划转到原国家安监局。

2010 年 10 月，中编办再次发文，将职业卫生监管按"防、治、保"3 个环节进行分工，即预防交由安监部门，职业健康检查、职业病救治归卫生部门，劳动保障部门负责职业病工伤待遇保障。

2011 年 2 月 13 日，国务院印发《医药卫生体制五项重点改革 2011 年度主要工作安排的通知》，强调要加强领导，明确责任，攻坚克难，强化考核，狠抓落实。地方各级政府主要负责同志是本地区医改工作第一责任人，要对本地区医改任务完成情况负总责。各牵头部门要对牵头任务全国范围内的完成情况负总责。

2011 年 12 月 31 日，十一届全国人大常委会第二十四次会议通过《关于修改〈中华人民共和国职业病防治法〉的决定》，根据职业病诊断和防治实际，对相关条款做了修正，确定了十大类、114 种职业病。

　　针对农村医疗保障制度严重缺失，合作医疗全面衰落的情况，20世纪90年代开始，我国政府结合农村初级卫生保健工作的推进，力图在农村恢复合作医疗制度。1990年3月，卫生部联合其他四个部委发布《我国农村实现"2000年人人享有卫生保健"的规划目标》，提出我国贫困和温饱地区到2000年，集资医疗覆盖率都要达到50%，宽裕、小康地区要达60%。这是继1979年12月《农村合作医疗章程》发布10年以来，中共中央再次发文积极推进农民医疗保障。1991年1月17日，国务院批转卫生部等部门《关于改革和加强农村医疗卫生工作的请示》，提出稳步推进合作医疗制度，为实现"人人享有卫生保健"提供社会保障。1991年3月25日七届全国人大第四次会议召开，李鹏在会上作有关报告，明确提出要在农村继续推行集资办医与合作医疗。同年11月，党的十三届八中全会通过《关于进一步加强农业和农村工作的决定》，进一步强调建立合作医疗制度有关工作。

　　1993年，《关于建立社会主义市场经济体制若干问题的决定》《加快农村合作医疗保健制度改革与建设》等相关文件和研究报告先后出台，强调要进一步完善和发展农村合作医疗制度。1994年，我国政府部门和学术机构都开始了对合作医疗试点的考核工作，意在为合作医疗的科学化、规范化管理提供理论依据，主要有国务院研究室、卫生部、农业部与世界卫生组织合作对27个省14个县的合作医疗试点的研究、中国农村合作医疗保健制度改革研究等。1996年，《关于国民经济和社会发展"九五"计划和2010年远景目标纲要》提出要结合各地实际情况，发展和完善不同形式的合作医疗。同年7月，在河南召开全国农村合作医疗经验交流会，提出了工作的具体措施。同年12月，全国卫生工作会议提出恢复、发展和完善农村合作医疗制度要作为一项重要任务来抓。江泽民在会上指出，合作医疗制度是一项民心工程、德政工程，农村卫生工作的关键是搞好合作医疗制度，这符合中国的国情和人民的愿望，做好合作医疗工作深得民心，一定要加强领导，积极、稳妥地把合作医疗办好。

　　1997年，《关于卫生改革与发展的决定》指出，新时期卫生工作的方针要以农村为重点，而合作医疗对于保证农民获得基本医疗服务、落实预防保健任务，防止因病致贫具有重要作用；要积极稳妥地发展和完善合作医疗制度，力争到 2000 年在农村多数地区建立起各种形式的合作医疗制度，并逐步提高社会化程度，有条件的地方可向医疗保险逐步过渡。

国家鼓励各地在政府的领导和组织下举办合作医疗，以农民自筹资金为主，集体扶持，政府适当支持，坚持民办公助和自愿参加的原则。1997 年 5 月 28 日，国务院批准了卫生部、财政部、国家计委、民政局、农业部《关于发展和完善农村合作医疗若干意见的通知》，明确提出，农村合作医疗制度是适合我国基本国情的农民医疗保障制度，各级人民政府要领导好农村合作医疗，积极稳妥地推动农村合作医疗不断发展与完善。同年 11 月，卫生部再次发出通知推动合作医疗工作。《关于进一步推动合作医疗工作的通知》指出：一要做好全面的宣传动员工作，使群众充分认识合作医疗制度的优越；二要提高合作医疗的效率，加强监督、强化科学管理；三要加强开展合作医疗人员的业务培训；四要树立典型，充分发挥榜样作用和以点带面的作用。重建农村合作医疗工作在这一年达到高潮。

1990 年 3 月，农业部、国家计划委员会、全国爱国卫生运动委员会、国家环境保护局与卫生部联合下发《初级卫生保健工作管理程序》《关于我国农村实现"2000 年人人享有卫生保健"的规划目标》《2000 年人人享有卫生保健的评价标准》。这三个文件标志着我国农村卫生初级保健工作走上科学化、规范化的目标管理轨道，进入一个新的发展阶段。1998 年，党的十五届三中全会的《关于农业和农村工作若干重大问题的决定》，再次提出发展农村卫生、使农民享有初级卫生保健的任务。

关于我国农村卫生保健工作的实施步骤，主要按照"两步走、三阶段"的战略部署推进。其中，"两步走"是半数以上的县在 1995 年前达标，全部县在 2000 年前达标。"三阶段"的第一阶段，为 1989—1991 年的规划试点阶段，各地制定实施规划、建立示范县，全国要有 10% 的县（市、旗）基本达到最低标准；第二阶段，为

1991—1995 年的全面普及阶段，全面实施 2000 年人人健康的发展规划，争取有 50% 的县达到最低标准；第三阶段，为 1996—2000 年的快速发展全面达标阶段，全国所有的县达到最低标准。各级党委、政府和社会各界，对农村初级卫生保健工作的开展给予极大支持。经过不懈努力，我国农村已基本实现初级卫生保健阶段性目标，全国农村卫生工作取得突破性进展。

2001 年，国务院将国家技术监督局和国家出入境检验检疫局合并，成立国家质量监督检验检疫局。至此，我国食品卫生安全的监管部门按职能合并完成，食品安全监管体系正式形成。

2003 年 3 月，在国家药品监督管理局的基础上组建国家食品药品监督管理局，仍作为国务院直属机构。其主要职责是：继续行使国家药品监督管理局职能，并负责对食品、保健品、化妆品安全管理的综合监督和组织协调，依法组织开展对重大事故的查处。

2010 年 9 月 20 日，中华人民共和国卫生部发布《食品安全国家标准管理办法》，自 2010 年 12 月 1 日起施行。

2012 年 6 月 11 日，中华人民共和国卫生部等八部门制定并印发《食品安全国家标准"十二五"规划》。

2012 年 6 月 28 日，国务院办公厅印发《国家食品安全监管体系"十二五"规划》。

第三节　改革开放至党的十八大前的流行病学

1979 年，中华医学会传染病与寄生虫病学分会第一届主任委员，著名的内科学、传染病学专家和医学教育家，浙江大学传染病与寄生虫科创始人王季午先生主编了新中国成立后第一部传染病学巨著《传染病学》。这本著作在传染病学领域人才培养、师资培养方面，以及血吸虫病、病毒性肝炎、钩体病等的诊断和治疗中都发挥了重要作用。

20 世纪 70 年代中期，高效低毒的治疗药物吡喹酮问世，血吸虫病防控得到极大改善，流行率和患病率大幅下降。从 20 世纪 90 年代开始，我国血吸虫病防治策略调整为大规模人群服用吡喹酮以及健康教育等措施。

1979 年，第一次全国结核病流行病学抽样调查结果显示，我国活动性肺结核患病率为 717/10 万、涂阳肺结核患病率 187/10 万，较 1949 年大幅下降。自 1981 年开始，我国制定并实施了 3 个全国结核病防治十年规划。20 世纪 80 年代，流行性出血热（又称为肾综合征出血热）在我国暴发流行，年发病人数达 10 万例以上，病死率超过 10%。党和国家高度重视流行性出血热防治工作。1981 年后，流行性出血热被卫生部列为全国重点科研项目，得到各方面支持。

1983 年，全国流行性出血热专题委员会成立。同年，卫生部在安徽省合肥市主持召开流行性出血热专题委员会成立会议暨全国流行性出血热防治工作座谈会。会议确定，建立 42 个全国流行性出血热监测点，除青海和台湾外，其他地区均有疫情记载。

1983 年，上海医科大学徐志一教授与美国 CDC 蔡方等人共同发现了出血热病毒血凝素，并建立了血凝抑制试验，为出血热病毒分型奠定了基础。1984 年，徐志一教授在国际上首先发现食虫目动物亦可为宿主，打破了此前数十年认为鼠是唯一宿主的观念。1986 年，徐志一教授证明猫虽能食鼠，但亦因此传播疾病。

1986 年，流行性出血热年度确诊病例 11.5 万例，达到最高峰，成为中国除病毒性肝炎外危害最大的病毒性疾病。1986 年 6 月上旬，国务院在中南海召开全国灭鼠和流行性出血热防治工作会，部署在全国城乡开展全民性灭鼠活动。此会召开后，群众性灭鼠高潮很快掀起。经过灭鼠，1986 年下半年的病例数比 1985 年同期下降 12.36%。1987 年，全国发病人数比 1986 年同期进一步下降 46.6%。病死率也下降明显，从 20 世纪 50—70 年代 8.20% ～ 10.50% 的全国平均病死率，降低到 80 年代以后的 3.29%。

1988 年，浙江省卫生防疫站与上海生物制品研究所合作的沙鼠肾细胞Ⅰ型（野鼠）灭活疫苗研制成功。1989 年，病毒所和长春生物制品研究所合作研制的地鼠肾细胞Ⅱ型（家鼠）灭活疫苗研制成功。除这两种动物原代细胞疫苗外，卫生部兰州生物制品研究所还研制出了乳鼠脑纯化Ⅰ型灭活疫苗。经过不断的研究、试验，2001年后我国终于实现了老百姓"打一针不得病"的期盼。1988年1月19日，上海市卫生防疫站疫情监测发现当日病毒性肝炎病患者报告急增。随之，上海发生全球最大规模甲肝暴发流行，超过30万人感染。通过大量流行病学调查，基本认定上海的甲肝流行是因食用毛蚶引起。疫情暴发后，各大部门、媒体开始宣传甲肝防治知识。市、区卫生教育部门先后印发400万份文字宣传资料，发到千家万户，摄制播放卫生科普电视片5部、发放幻灯片200多套；卫生防疫部门深入患者家中宣传、指导消毒、隔离工作，并采用各种形式在公共场所宣讲卫生知识。随着传播途径的切断，到1988年3月底，甲肝患者逐步减少，截至1988年5月中，共有310746人发病，全年累计病例352048人，甲肝的年发病率近3%。1985年，在来华旅游者中发现中国第一例艾滋病患者，由国境口岸检出，并经北京协和医院确诊为中国首例艾滋病患者。

第四节　改革开放至党的十八大前的环境卫生学

1986年9月至1988年4月，新疆南部3地州（喀什、和田地区及克孜勒苏柯尔克孜自治州）发生肠道传播的非甲非乙型肝炎（ET－HNANB）大流行。此次疾病流行，波及23个县市，持续20个月，经历两个流行高峰期；共发病119280例，罹患率2.96%，死亡705人，病死率0.59%；最高罹患率30.02%，病死率0.53%。

经调查发现，流行原因为饮用水源遭污染，而健康人同病人的密切接触在本病长期持续流行中起了关键作用。因此，各地在政府和防疫等部门联合采取了以切断传播途径为主的综合性措施，进行"一宣四管、一大搞"，即卫生宣传教育，管理水杯、粪便、食品和病人，大搞爱国卫生运动，有效控制了本病的发展蔓延。

改革开放以前，乡村环境不清洁、不整齐，街道院内杂乱不堪，人畜同居，人无厕、畜无圈的现象极为普遍。1983 年 3 月 11 日，中央成立了以万里为主任的"五讲四美三热爱"委员会。讲卫生和爱文明成为当时的潮流。党和政府及各级部门充分动员群众共同行动，清洁环境来达到控制各种传染病的目标，"改水改厕"成为环境卫生工作不可或缺的组成部分。2002 年，《中共中央国务院关于进一步加强农村卫生工作的决定》指出，在农村继续以"改水改厕"为重点，带动环境卫生的整治，以预防和减少疾病的发生，促进文明村镇建设。

2003 年，国家发展改革委、农业部联合实施了农村沼气国债项目，发展以"一池三改"为重点的农村沼气建设。该项目对农户实施改圈、改厕、改厨，人畜粪便、厨房污水进入沼气池，实现无害化处理最终达到改变农民传统的生产、生活方式的目的，实现家居温暖清洁化、庭院经济高效化和农业生产无害化，覆盖农户 5000 多万户以上。

2006 年 6 月 20 日，农业部印发《社会主义新农村建设示范行动实施方案的通知》指出，通过改善示范村基础设施，基本消除示范村露天厕所、粪坑，整治农户、养殖小区粪便污染；基本解决垃圾无处去、污水随处流的问题，在很大程度上净化、美化了农村环境。

2006 年 7 月 3 日，农业部印发《全国农业和农村经济发展第十一个五年规划（2006—2010 年)》，转变增长方式，建设资源节约型、环境友好型农业，重点普及"一池三改"模式，将沼气池建设与改厨、改厕、改圈相结合，人畜饮水安全化处理，促进村容村貌环境综合整治。

2008 年 2 月 28 日，中华人民共和国第十届全国人民代表大会常务委员会第三十二次会议修订通过《中华人民共和国水污染防治法》，自 2008 年 6 月 1 日起施行。

2009 年，深化医改重点实施方案将农村改厕列入重大公共卫生服务项目。

2010年，中国启动以农村改厕为重点的全国城乡环境卫生整洁行动，农村地区卫生厕所普及率快速提升。

2005—2012年，农业部在全国启动实施了农村清洁工程试点，以村为单位，以治理农村脏乱差为重点，建设完善农村厕所、生活污水、生活垃圾处理利用设施，推进废弃物资源化利用，实现农村生产、生活、生态一体化发展，先后在全国建设1700个农村清洁工程示范村。

根据《2012年我国卫生和计划生育事业发展统计公报》，截至2012年底，全国累计农村改水受益人口9.12亿人，占农村总人口的95.3%。农村自来水普及率为74.6%，比上年提高2.5个百分点。农村累计使用卫生厕所18627.5万户，当年新增卫生厕所737.4万户。农村卫生厕所普及率为71.7%，比上年提高2.5个百分点。

1973年8月，国务院召开第一次全国环境保护会议，提出"全面规划、合理布局、综合利用、化害为利、依靠群众、大家动手、保护环境、造福人民"的32字环保工作方针。改革开放后，随着改革开放的深入，经济水平迅速发展，国民生活水平提高，我国的环境保护和环境治理进入新的发展期。

1992—2012年，党中央、国务院把可持续发展确立为国家战略。我国陆续出台政策关注水源保护、重金属污染以及空气质量，注重污染防治和管理，强调人与生态和谐共生。

2009年8月19日，农业部提出农村清洁工程五大典型建设模式。农村清洁工程将按照"减量化、资源化、再利用"的循环经济理念，以建设资源节约型、环境友好型新农村为目标，以实施清洁田园、清洁家园、清洁水源为主线，以农村废弃物资源化利用和农业面源污染防控为重点，推广畜禽粪便、生活污水、生活垃圾、秸秆等生产、生活废弃物资源化利用技术，变废为宝，化害为利，用经济的手段、市场的机制，建立物业化管理模式。

2011年8月，国务院还印发了《"十二五"节能减排综合性工作方案》，明确了"十二五"对污染减排的总体要求、主要目标、重点任务和政策措施，污染物减排工作继续强化。

2011 年 12 月，国务院印发的《国家环境保护"十二五"规划》提出，"十二五"期间国家将对化学需氧量、氨氮、二氧化硫、氮氧化物四种主要污染物实施排放总量控制，减排领域也从工业和生活两个领域扩展为工业、生活、交通、农村四个领域。

2012 年 2 月 13 日，国务院印发《全国现代农业发展规划(2011—2015 年)》强调加强农业生态环境治理，包括鼓励使用生物农药、高效低毒低残留农药和有机肥料，回收再利用农膜和农药包装物，加快规模养殖场粪污处理利用，治理和控制农业面源污染；继续实施农村沼气工程，大力推进农村清洁工程建设，清洁水源、田园和家园；大力推进农业节能减排，推进形成"资源—产品—废弃物—再生资源"的循环农业方式，不断增强农业可持续发展能力。

2012 年 5 月，国务院出台《重点流域水污染防治规划（2011—2015 年)》。该文件提出到 2015 年，重点流域总体水质由中度污染改善到轻度污染，Ⅰ～Ⅲ类水质断面比例提高 5 个百分点，劣Ⅴ类水质断面比例下降 8 个百分点。

在 20 世纪 70—80 年代，为解决重点地方病的问题，国家投入了大量人力物力，也组织了多次联合攻关和科学考察，为我国地方病防治工作积累了丰富的工作经验。新中国成立初期，我国大骨节病无全国病情统计数据。1977 年始，各地相继进行了病情普查，其中，1979—1982 年进行了陕西永寿大骨节病综合考察，来自 7 个省、市和中国科学院、人民解放军等 20 个科研、医疗、疾病防治单位的专家、学者 180 人参加了该项考察，在大骨节病病因、发病机制、防治措施等方面取得了系列的研究成果。1979 年，轻工业部、中华全国供销合作总社、粮食部、商业部、卫生部联合发布《食盐加碘防治地方性甲状腺肿暂行办法》，旨在控制或消灭地方性甲状腺肿（简称"地甲病"）和地方性克汀病（简称"克汀病"），确保病区人民和后代的身体健康，促进社会主义现代化建设。

1981 年 6 月，全国地方病防治领导小组会议上审定《1982—1985 年地方病防治规划》，这是我国最早的地方病防治规划。1983 年国务院批准由卫生部、水利电力部、地质矿产部和财政部联合下发了《改水防治地方性氟中毒暂行办法》。国务院还先后下发了《北方及南方省、市、自治区防治地方病规划（1982—1985 年)》和《全国地方病防治工作规划（1986—1990 年)》。

1984 年，四川省卫生防疫站白学信主任医师首次报道了四川省壤塘县饮茶型氟中毒的流行情况。1984—1986 年进行的云南省楚雄州克山病重病区综合性科学考察，由 7 个省、市的 10 个防治研究单位 293 名专家组成的考察组，针对克山病流行特点、发病因素、防治对策、发病机理、诊断和治疗等多个领域的问题进行了综合研究。1985 年 4 月，国务院部署，对三峡地区燃煤污染型氟中毒的情况进行研究，并于 1985 年 7 月落实经费 600 万元，由原卫生部和农林部联合组织专家开展三峡地区燃煤污染型氟中毒防治试点项目。

1987 年，为了加强地方病防治工作的技术力量，成立了中国地方病防治研究中心，负责克山病、大骨节病、碘缺乏病、地氟病、地砷病防治研究工作；同年还成立了全国鼠疫布病防治基地，负责鼠疫、布病防治研究工作。1987 年 2 月 10 日，卫生部地方病专家咨询委员会成立，其任务是根据卫生部提出的控制和消灭地方病的工作目标，负责提供技术咨询、科研成果鉴定及推广使用的建议，下设克山病、大骨节病、地方性甲状腺肿病、地氟病、鼠疫、布病和生态环境 7 个专家咨询组。1987 年 8 月 26 日，地方病学分会成立，其主要宗旨是为了更好地提高地方病防治及科研专业队伍的学术水平，积极开展学术交流，及时沟通信息，充分发挥专家在地方病防治、科研、学术交流、技术咨询等方面的作用，引领地方病防治研究工作。

1987—1989 年进行的长江三峡地区燃煤污染型氟中毒防治试点项目，系统地查明了燃煤污染型氟中毒的病区环境特征，提出了病区划分等系列标准，研制出复方抗氟片等氟骨症治疗药物，设计了 27 种适合病区居民使用的炉灶，在短时间内使 60 万病区人民解除了氟中毒危害。例如，安阳市主要是饮水型氟中毒，主要预防措施是改水降氟。地氟病主要分布在内黄县、滑县、安阳县、汤阴县等 27 个乡的 1086 个自然村，受害人口达 120 余万人。按照"先重病区、后轻病区、先易后难、因地制宜、一井多用"的原则，经历 1988 年前实施农用机井找低氟，1989—1997 年实施民办公助打低氟井，1998 年以后推广个人投资、商品化供水，至 2002 年全市降氟改水共完成 925 个自然村，占病区村的 85.17%，受益人口 114.32 万，占病区人口的 95.1%。其中，安阳县个人投资氟改水工程的做法在 2000 年全国地方病防治会议上向全国推广。

1989 年，中共中央地方病领导小组办公室下达任务，收集并系统分析了全国各地长期积累的资料，编撰出版了《中华人民共和国地方病与环境地图集》，全面反映了我国克山病、大骨节病、碘缺乏病和地方性氟中毒的分布规律、致病因素、防治效果及其与环境的关系。1989 年，卫生部地方病防治司下发了《关于建立全国地方病重点监测点的通知》，标志着我国地方病监测体系的初步建立。之后，在实践过程中地方病监测体系逐渐改进和完善，于 2007 年制定了新的监测方案，将原来的重点监测改为全国范围的抽样监测。2012 年又一次全面修订了监测方案，目前基本形成了监测灵敏度较高、覆盖面较广的地方病监测体系，强化了监测与防治干预措施的有机结合，为适时评价和调整防控策略提供了科学依据。

1990 年前后，我国饮水型氟中毒和燃煤污染型氟中毒的流行状况基本清晰，以省和县为单位的病区范围也更加清楚。1990 年，国家、集体、病区群众为改水共投入资金 97697 万元，建成各种改水降氟工程设施 25858 处。根据国家卫生健康委员会数据显示，全国 94.2% 的县保持消除碘缺乏病状态，建立了完整的碘缺乏病监测系统，2018 年以区县为单位实现人群碘营养监测全覆盖；水源性高碘地区有 90.8% 的县非碘盐食用率在 90% 以上；93.6% 的饮水型地方性氟中毒地区建设了降氟改水工程，燃煤污染型地方性氟中毒地区完成改炉改灶率为 98.4%；查明的饮水型地方性砷中毒地区全部完成改水，燃煤污染型地方性砷中毒地区全部完成改炉改灶工作；95.4% 的大骨节病病区村达到消除标准，94.2% 的克山病病区县达到控制标准。

一、地方病的全面防治

中国地方病防治研究中心从 1990 年正式开始组织成立，标志着国家级监测工作的启动。1990 年，为了规范化开展地方病诊断、预防、治疗等工作，卫生部成立第三届全国卫生标准技术委员会，下设地方病标准分委会，负责有关地方病标准的制定修订工作。目前，我国已形成较为完善的地方病标准体系，包括地方病诊断、地方病病区判定及病区划分、地方病治疗原则与疗效判定、地方病防治措施实施、地方病控制与消除标准、地方病相关检验等各项标准，共制定修订标准 71 项，其中国家标准 34 项、行业标准 37 项，颁布实施标准60 项。

1991 年，中国政府承诺到 2000 年中国实现消除碘缺乏病的目标。1991 年 4 月，卫生部下发了《关于建立全国地方性氟中毒重点监测点的通知》。1993 年，国务院召开了"中国 2000 年消除碘缺乏病目标动员会"。1994 年，国务院制定了《中国 2000 年消除碘缺乏病规划纲要》，批准了《食盐加碘消除碘缺乏危害管理条例》，这是我国地方病唯一的法规文件，确定了对消除碘缺乏危害采取长期供应加碘食盐为主的综合防治措施，有效推动了消除碘缺乏病的工作进程。1995 年，碘缺乏病监测方式调整为全国范围开展的抽样监测。2000 年，我国基本实现了消除碘缺乏病的目标。2005 年，卫生部疾控局下发了《开展全国地方性砷中毒重点监测工作的通知》。至 2005 年，5 种重点地方病监测全面开展，地方病监测体系已经基本建立。2002—2003 年，国家发改委将地方性氟砷中毒改水列入国债资金项目，投入资金达到 8.5 亿元，受益人口达 5618 万人。2004 年，国务院下发了《全国重点地方病防治规划（2004—2010 年）》。2005 年开始，国家正式启动中央补助地方公共卫生专项资金地方病防治项目，内容包括病情调查、防治措施落实、病人治疗、健康教育、人员培训和能力建设等；其中国家共计投入 17.33 亿元资金，完成了全部 531.82 万户燃煤污染型氟砷中毒病区的改炉改灶任务，累计改炉改灶率达到99.38%，实现了全国燃煤污染型氟砷中毒病区防治措施的全覆盖。

二、地方病的控制消除

党中央、国务院历来重视地方病防治工作。《中共中央 国务院关于深化医药卫生体制改革的意见》（中发〔2009〕6号）明确提出，要加强对严重威胁人民健康的地方病等疾病的监测与预防控制。多年来，特别在"十一五"时期，各地区、各部门齐抓共管，社会广泛参与，加大综合防治力度，基本健全了地方病防治监测体系，地方病严重流行趋势总体得到控制，防治工作取得显著成效。截至2010年底，已有28个省（区、市）达到了省级消除碘缺乏病的阶段目标；97.9%的县（市、区）达到了消除碘缺乏病目标；已查明的水源性高碘病区和地区基本落实停止供应碘盐措施；燃煤污染型地方性氟中毒病区改炉改灶率达到92.6%；基本完成已知饮水型地方性氟中毒中、重病区的饮水安全工程和改水工程建设；基本查清饮茶型地方性氟中毒的流行范围和危害程度；完成了地方性砷中毒病区分布调查，已知病区基本落实了改炉改灶或改水降砷措施；地方性氟中毒和砷中毒病区中小学生、家庭主妇的防治知识知晓率分别达到85%和70%以上；99%以上大骨节病重病区村儿童X线阳性检出率降到20%以下，克山病得到了有效控制。不过，我国地方病防治工作距实现消除地方病危害目标仍有较大差距。青海、西藏和新疆3省（区）仍处于基本消除碘缺乏病的阶段，水源性高碘病区和地区尚未全面落实防治措施，西部地区局部仍有地方性克汀病新发病例，尚有部分地方性氟中毒病区未完成改水，局部地区的大骨节病尚未完全控制。因此在2000—2012年，党中央和各级政府进一步加强了地方病防治工作。

2000年起，经过卫生部与碘缺乏病防治相关部委的协调，将全国碘缺乏病防治日设立为5月15日，大力宣传，提高人们对防治碘缺乏病的认识。

2002年1月18日，卫生部下发卫人发〔2002〕21号文件和

2002 年 5 月黑编（2002）77 号文件。文件规定，中国地方病防治研究中心更名为中国疾病预防控制中心地方病控制中心；更名后，机构规格、编制数额、经费渠道均不变，业务上受卫生部和中国疾病预防控制中心直接领导。

2004 年 9 月，卫生部、发展改革委、财政部公布《全国重点地方病防治规划（2004—2010 年）》。规划目标为：到 2010 年，全国 95% 以上的县（市）要实现消除碘缺乏病目标；地方性氟中毒、地方性砷中毒、大骨节病等重点地方病的发病水平要显著降低。

2007 年，卫生部在《关于建立全国地方病重点监测点的通知》的基础上制定了新的地方病监测方案，将原来的重点监测改为全国范围的抽样监测；2012 年，卫生部再一次全面修订了监测方案。

2007 年起，卫生部会同发展改革委、工商总局、质检总局建立了覆盖全国所有县级的碘缺乏病防治监测体系，根据监测预警，及时在碘盐覆盖率较低地区对重点人群采取应急补碘措施。

2009 年，卫生部印发了大骨节病、克山病、燃煤污染型氟中毒、饮水型氟中毒、饮茶型地氟病、燃煤污染型砷中毒和饮水型砷中毒监测方案的试行稿，并在全国执行。

2009 年 6 月 18 日，国务院深化医药卫生体制改革领导小组办公室召开电视电话会议，宣布我国重大公共卫生服务项目促进基本公共卫生服务逐步均等化工作启动，其中包括在贵州、云南等 6 省实施消除燃煤型氟中毒危害项目，扩大地氟病区的改炉改灶覆盖范围。2009 年，我国完成 87 万户的炉灶改造任务，同时加强已完成改炉改灶病区的后期管理和防治效果评价监测。

2009 年，卫生部委托中国疾病预防控制中心地方病控制中心、营养与食品安全所牵头，在辽宁、上海、浙江和福建 4 个省（市）沿海地区开展了居民碘营养状况和膳食碘摄入量调查。同年，卫生部与工业和信息化部印发了《关于进一步做好高碘地区碘盐供应和管理的通知》，要求在高水碘地区全面供应无碘食盐，妥善解决非高碘地区不宜食用碘盐，甲状腺等疾病患者购买无碘食盐的问题，进一步规范无碘食盐的供销管理。

2011 年 9 月 15 日，卫生部发布食品安全国家标准《食用盐碘含量》（GB26878—2011），自 2012 年 3 月 15 日起实施。新标准规定从"全国一刀切"的全民食盐加碘，逐渐调整为"因地制宜、分类指导、科学补碘"的 12 字方针。在这个方针的指导下，我国食盐加碘计划也变得更加完善、灵活。

2012 年 1 月 12 日，国务院办公厅以国办发〔2012〕3 号转发卫生部等部门制定的《全国地方病防治"十二五"规划》，其目标是建立与我国经济社会发展相适应的地方病防治长效工作机制，全面落实防治措施，基本消除重点地方病危害。

第五节　改革开放至党的十八大前的职业卫生学

进入 21 世纪，我国职业病防治工作进入快速发展阶段，在职业卫生法律法规和标准体系建设以及职业病危害控制方面开展了大量工作，取得了显著成绩。新中国成立以来，我国职业卫生与职业病防治工作通过学术开拓与服务实践相结合，微观技术与宏观人群研究结合，现场监测、管理和健康监护相结合，服务全球最大的职业人群；不仅建立了较为完善的职业卫生法律法规和标准系统，也组建了基层职业卫生监管体系；工作场所有害因素得到了很大程度的控制，职业人群的健康监护覆盖率极大提高，职业卫生的防护技术和职业病的诊疗技术不断提升。

2001 年 10 月，《中华人民共和国职业病防治法》颁布，随后卫生部制定发布一系列职业卫生部门规章和标准。我国职业病防治工作步入法制化、专业化轨道。

2002 年 3 月 15 日经卫生部部务会讨论通过《职业健康监护管理办法》和《国家职业卫生标准管理方法》，自 2002 年 5 月 1 日起施行。

2002 年 4 月 30 日，国务院第 57 次常务会议通过《使用有毒物品作业场所劳动保护条例》，自 2002 年 5 月 12 日起施行。

2006 年 6 月 1 日，全国职业病网络直报正式启用，职业病报告纳入国家公共卫生信息监测系统，为国家制定职业病防治决策提供了基础数据，为职业病预防与控制的法规标准、规划、计划制定提供了科学依据。

2006 年 9 月，为进一步规范职业病诊断与鉴定工作，卫生部成立了国家职业病诊断与鉴定技术指导委员会。各省级卫生行政部门逐步建立健全职业病诊断组织机构，设立了本省职业病诊断鉴定专家库，制定了配套的职业病诊断机构审批和职业病诊断医师的资质认证工作程序。

2009 年张海超"开胸验肺"事件发生，推动了我国《职业病防治法》等相关法律的修法进程。

2009 年 5 月 24 日，国务院办公厅公布印发《国家职业病防治规划（2009—2015 年）》，为贯彻落实党的十七大和《中共中央 国务院关于深化医药卫生体制改革的意见》（中发〔2009〕6 号）精神，进一步加强职业病防治工作，保护劳动者健康。

第六节　改革开放至党的十八大前的妇幼卫生学

妇女儿童健康是全民健康的基石，是衡量社会文明进步的标尺，是人类可持续发展的基础和前提。新中国成立 70 年以来，在女性生殖、母婴、儿童及青少年健康领域上取得了巨大成就。妇幼健康核心指标持续改善，孕产妇死亡率及婴儿死亡率分别从 1949 年以前的 1500/10 万和 200‰降至 2020 年的 16.9/10 万和 5.4‰，超前完成联合国面向 2030 年可持续发展目标中降低母婴死亡率的具体指标，位居全球中高收入国家前列。5 ~ 19 岁儿童青少年总死亡率从 1953—1964 年间的 366/10 万降至 2016 年的 27.2/10 万。产前保健、住院分娩、产后访视、新生儿筛查、计划免疫和儿童健康管理等基本妇幼卫生服务覆盖率达到 90% 以上。女性平均预期寿命由 1981 年的 69.27 岁提升至 2015 年的 79.43 岁。15 岁及以上女性识字率由 1999 年的 78.4% 提升至 2019 年的 92.5%，教育水平和就业情况的性别差异大幅缩小。

我国妇幼卫生保健事业大致可分为 5 个阶段：开辟发展（1949—1957 年）、曲折进程（1958—1965 年）、被迫停滞（1966—1977 年）、恢复重建（1978—1989 年）和迅速发展（1990 至今）。

2000—2012 年，在党的领导下，我国妇女儿童健康领域的重大标志性事件：2001 年 6 月 20 日中华人民共和国国务院令第 308 号公布《中华人民共和国母婴保健法实施办法》，自公布之日起施行，形成了"以保健为中心，以保障生殖健康为目的，实行保健和临床相结合，面向群体、面向基层和预防为主"的工作方针。

2001 年 12 月 29 日中华人民共和国第九届全国人民代表大会常务委员会第二十五次会议审议通过《人口与计划生育法》，自 2002 年 9 月 1 日起施行。

2001 年中华人民共和国卫生部颁布《2001—2010 年中国妇女发展规划纲要》《中国儿童发展规划纲要》，明确指出了中国新世纪妇幼卫生工作的目标和要求。

2002 年建立中国疾病预防控制中心妇幼保健中心，至此全国的妇幼保健机构有了国家级妇幼卫生技术指导中心。

2004 年 12 月 15 日，卫生部印发制定的《新生儿疾病筛查技术规范》，将新生儿听力筛查也列入新生儿疾病筛查项目。2010 年，为贯彻落实《新生儿疾病筛查管理办法》，进一步规范新生儿疾病筛查工作，切实提高筛查质量，卫生部对 2004 年印发的《新生儿疾病筛查技术规范》进行了修订，形成了《新生儿疾病筛查技术规范（2010 年版）》，自 2012 年 12 月 1 日公布起生效。

2005 年起，我国将 9 月 12 日定为"中国预防出生缺陷日"，推动出生缺陷三级防治服务和政策有效落实。

2005 年，卫生部印发《预防接种工作规范》。

2007 年，中华人民共和国卫生部对国内 32 个省、615 个地级市、

2861 个县及 44821 个乡镇进行调查，其中有 7 个省、32 个地级市、231 个县建设了妇幼信息系统（MCIS）。妇幼保健信息系统是妇幼保健机构对其服务对象进行长期、连续的追踪管理和开展优质服务的基础，是妇幼保健机构现代化建设中不可缺少的基础设施与支撑环境。

自 2009 年深化医改启动以来，国家启动实施了国家基本公共卫生服务项目和针对妇女儿童的重大公共卫生服务项目。基本公共卫生服务项目包括：孕产妇保健、儿童保健、健康教育、计划免疫等服务内容。妇幼领域重大公共卫生服务项目包括：农村孕产妇住院分娩补助项目、农村妇女"两癌"检查项目、增补叶酸预防神经管缺陷项目、预防艾滋病、梅毒和乙肝母婴传播项目等。

2010 年开始，通过新型农村合作医疗制度与医疗救助相结合，开展提高农村儿童白血病和先天性心脏病医疗保障水平试点工作，完善儿童医疗保障制度。

2011 年，中华人民共和国卫生部制定了《孕产期保健工作管理办法》和《孕产期保健工作规范》，以便更好地贯彻落实《中华人民共和国母婴保健法》及其实施办法，以适应新形势下孕产期保健管理要求与工作需要，进一步规范孕产期保健工作。

2011 年 7 月 30 日，国务院颁布《中国妇女发展纲要（2011—2020 年)》和《中国儿童发展纲要（2011—2020 年)》，把妇女和儿童健康纳入国民经济和社会发展规划，并作为优先发展的领域之一。

2012 年消除了孕产妇和新生儿破伤风。儿童乙肝感染和发病率明显下降，2012 年达到 WHO 的阶段性控制目标，即 5 岁以下儿童的乙肝表面抗原携带率控制在 2% 以内，成为近年来中国公共卫生领域取得的最重要成就之一。

第七节　改革开放至党的十八大前的营养与食品卫生学

为全面了解人群的膳食营养状况，预测未来的发展趋势，为政府提供决策的科学依据，从而制定符合我国国情的食物发展策略和营养政策，提高我国人民的健康状况和身体素质，1992 年进行了第三次全国营养调查。这次调查包括了全国各省、市、自治区各类人群的膳食营养状况，调查内容较广，技术要求较高。在卫生部、农业部、公安部及国家统计局共同领导下，发挥了中央和地方两个积极性，并得到了国际机构的有力支持，按计划完成了任务。

食品卫生与人类身体健康及疾病传播密切相关。新中国成立前的食品工业的生产技术和卫生状况十分糟糕，因食品卫生问题导致的疾病传播与流行十分普遍。党的十一届三中全会以后，卫生部首先组织专家进行了大规模的食品污染情况调查，写出了《关于防止食品污染的报告》，全面阐明农药污染、工业废水及生活污水污染、粮油等食品黄曲霉素污染、家禽疫病对食品的污染问题，以及传输、包装对食品的污染，由于食品加工布局、设计、设备、工艺等方面不卫生因素造成的污染，特别指出了滥用添加剂的污染，饮食行业不卫生造成的污染，进出口食品的污染等方面的情况，对加强食品卫生工作的法制建设有重要意义。

2000—2012 年，党和政府在食品卫生安全和监管方面出台了以下法律法规和条例，并成立了相关的技术和管理机构。

2004 年 9 月 1 日，国务院发布《国务院关于进一步加强食品安全工作的决定》并自发布起生效。

2006 年 4 月 29 日，第十届全国人民代表大会常务委员会第二十一次会议通过《中华人民共和国农产品质量安全法》，自 2006 年 11 月 1 日起施行。

2007 年 9 月，中国营养学会理事会扩大会议通过《中国居民膳食指南（2007）》。中国营养学会受卫生部委托，于 2006 年成立《中国居民膳食指南》修订专家委员会，对 1997 年发布的《中国居民膳食指南》进行修订，最终形成《中国居民膳食指南（2007）》。新的指南由一般人群膳食指南、特定人群膳食指南和平衡膳食宝塔 3 个部分组成。

2008 年，发生中国奶制品污染事件。该食品安全事故的起因是大量食用三鹿集团生产的奶粉的婴儿中，被发现患有肾结石。随后，在三鹿集团生产的奶粉中，发现化工原料三聚氰胺。三鹿集团这种罔顾人民健康与利益的不法行为，在客观上推动了我国食品安全监管机制的改革。

2008 年 10 月 6 日，国务院第二十八次常务会议通过并公布《乳品质量安全监督管理条例》，自 2008 年 10 月 9 日起施行。

2009 年 7 月 20 日，中华人民共和国国务院令第 557 号公布《中华人民共和国食品安全法实施条例》，自公布之日起施行。2010 年 2 月 4 日，卫生部、工业和信息化部、商务部、工商总局、质检总局、食品药品监管局联合印发了《关于印发 2010 年国家食品安全风险监测计划的通知》（卫办监督发〔2010〕20 号），对 2010 年国家食品安全风险监测工作作出安排。该计划包括 3 个部分内容：第一部分是化学污染物及有害因素监测；第二部分是食源性致病菌监测；第三部分是食源性疾病监测。

2010 年 2 月 6 日，国务院食品安全委员会成立。作为国务院食品安全工作的高层次议事协调机构，根据《中华人民共和国食品安全法》规定，其贯彻落实食品安全法，切实加强对食品安全工作的领导。

2011 年 10 月 26 日，国务院决定启动实施农村义务教育学生营养改善计划：中央每年拨款 160 多亿元，按照每生每天 3 元的标准为农村义务教育阶段学生提供营养膳食补助，普惠 680 个县市、约 2600 万在校学生。

2012 年 10 月，卫生部与全国妇联合作实施贫困地区儿童营养改善试点项目。该项目选择武陵山区、吕梁山区、西藏、新疆南疆等 8 个集中连片特殊困难地区的 100 个县作为试点地区，共同实施贫困地区儿童营养改善项目，利用中央财政专项补助经费，为 6 ～ 24 月龄婴幼儿免费提供营养包，这个营养包将富含蛋白质、维生素和矿物质作为辅助的营养补充品；同时，开展儿童营养知识的宣传和看护人喂养的指导咨询活动。该项目依托妇幼健康系统的县乡村三级网络，开展营养包发放和科普知识宣传教育，有效提高了这个项目的覆盖率、营养包发放率，喂养知识也得到了广泛的普及，惠及 28 万余名适龄儿童。

参考文献

［1］30 年来我国卫生事业与国家改革开放步伐一同前进［Z］. www. gov. cn. 2008.

第四章　百年党史中的公共卫生发展
（2012 年至今）

　　"十二五"期间特别是党的十八大以来，我国卫生与健康事业取得巨大成就，人民群众健康水平显著提高，为实现"人人享有基本医疗卫生服务"的目标夯实基础。在这期间，我国的卫生健康事业蓬勃发展，全民健康水平显著提升。医疗卫生服务资源总量持续增长，医疗技术能力和医疗质量水平不断提高，我们已建成世界上规模最大的医疗卫生体系，形成了覆盖城乡的医疗卫生服务网，为人民健康提供了可靠保障。传染病、慢性病、职业病、地方病的防控工作得到了更加有效和有力的推进。在环境卫生学方面，中国政府大力推动环境保护工作，采取了一系列措施来减少空气、水和土壤污染，促进城市和乡村环境的改善，提高人民的生活质量。在妇幼卫生学领域，我国积极倡导妇幼健康，加强孕产妇保健服务和婴幼儿营养健康管理，提高妇女和儿童的健康水平，减少孕产妇和婴幼儿的死亡率。此外，营养和食品卫生学方面，中国政府致力于加强食品安全监管，建立健全了食品安全法律法规体系，加强了食品安全监测和风险评估，提升了食品安全管理水平，人民的饮食安全得到了保障。

第一节　党的十八大以来的环境卫生学

　　2012 年，党的十八大正式将生态文明建设收录为党章的一部分。党的十八大明确提出大力推进生态文明建设，努力建设美丽中国，实现中华民族永续发展。多年来，"绿水青山就是金山银山"理念深入人心。生态文明顶层设计和制度体系建设加快推进，污染治理强力推进，绿色发展成效明显；生态环境质量持续改善，一幅美丽中国新画卷正徐徐展开。以习近平同志为核心的党中央，从中国特色社会主义事业"五位一体"总体布局的战略高度，从实现中华民族伟大复兴中国梦的历史维度，推进生态文明建设，引领中华民族永续发展。

生态文明理念深入人心，从顶层设计到全面部署，从最严格的制度到更严厉的法治，生态文明建设扎实有序推进。越来越多的人深刻认识到：保护与发展并不矛盾，青山和金山可以"双赢"。生态文明理念深入人心，环境保护合力集聚形成。生态文明体制机制日趋完善，"生态""环保""绿色"成为人们关注的热词。广泛的生态共识落地生根，转化为积极的行动和巨大的合力，绿色发展底色日益亮丽。优化国土空间开发格局，全面促进资源节约，加大自然生态系统和环境保护力度，加强生态文明制度建设，让绿色成为美丽中国的鲜明底色。

以习近平同志为核心的党中央，遵循发展规律，顺应人民期待，彰显执政担当，推出一系列顶层设计与战略部署，使生态文明建设力度空前，为生态文明建设提供可靠保障，牢牢守住生态环保底线。绿色低碳循环发展取得显著进展，充满盎然生机的中国呈现在世人面前。

2014年，卫生计生部门大力推进控烟工作法制化进程，配合国务院法制办起草《公共场所控制吸烟条例》。这是国家卫生计生委的重点立法项目，规定所有室内公共场所一律禁止吸烟。主要内容有几个方面：

（1）明确界定禁止吸烟场所的范围。规定室内公共场所全面禁止吸烟，并明确了室外全面禁止吸烟的公共场所。全面禁止吸烟的公共场所室外区域包括：托幼机构、儿童福利机构、学校、活动中心、教育培训机构等以未成年人为主要活动人群的公共场所的室外区域；高等学校的室外教学区域；妇幼保健机构、儿童医院、妇产医院的室外区域；体育、健身场馆的室外观众坐席、赛场区域；公共交通工具的室外等候区域；法律、法规规定的其他禁止吸烟的室外场所。可以设立吸烟点的公共场所室外区域（吸烟点以外的区域禁止吸烟）包括：除妇幼保健机构、儿童医院、妇产医院以外的其他医疗卫生机构、计划生育技术服务机构和养老机构的室外区域；除儿童福利机构以外的其他社会福利机构的室外区域；风景名胜区、文物保护单位、公园、游乐园的室外区域；法律、法规规定的其他可以设置吸烟点的室外场所。室外设置的吸烟点应符合消防安全标准；设置明显的引导标识；远离通风口、人员密集区域和行人必经通道；在显著位置设置醒目的吸烟危害健康警示标识或者图片。

（2）宣传教育和戒烟服务。其中，特别提出几类群体要起到示范带头作用，比如国家机关的工作人员、教师和医务人员，要带头控烟；教师不要在学生面前吸烟；医务人员不要在患者面前吸烟；等等。其中最大亮点在于香烟的警示图形将上香烟的外包装，卷烟包装上的图形警示是向公众宣传烟草危害最直接、最经济、最有效的手段之一。因此，世界卫生组织《烟草控制框架公约》（以下简称《公约》）第11条规定：每个缔约方应在《公约》对该缔约方生效后3年内，采取和实行有效的包装和标签措施。

（3）预防未成年人吸烟。其中规定了禁止向未成年人销售烟草制品，规定学校有义务对学生进行烟草危害的宣传，预防未成年人吸烟。

2016年12月15日，北京市空气重污染应急指挥部提前发布2016年首个空气重污染红色预警。2016年12月17日，中央气象台发布霾橙色预警，预计华北中南部、黄淮、陕西关中以及东北地区南部等地的霾天气将持续到21日。其中北京、天津、河北中南部、山西南部、陕西关中等地的部分地区有重度雾霾，最低能见度约为1千米，霾最严重时段出现在19日夜间至21日，部分地区 $PM_{2.5}$ 浓度会超过500微克每立方米。据中国气象局卫星和微脉冲激光雷达监测分析，17日上午，华北、黄淮和江淮地区受霾影响区域约101万平方千米，影响区域接近我国国土面积的1/9。其中，北京地区上空霾垂直厚度约为500米，高浓度霾分布在近地面至高空400米区域。受雾霾天气影响，全国多地机场航班、高速公路受阻。北京市空气重污染应急指挥部启动各项应急措施，其中包括机动车单双号行驶（电动车除外）、中小学及幼儿园采取弹性教学或停课等。

2017 年，国家卫生计生委联合国家发展改革委、财政部编制《"十三五"全国地方病防治规划》（以下简称《规划》）。《规划》的工作目标为：依法全面落实地方病防治措施，建立与我国经济社会发展水平相适应的长效工作机制，稳步推进地方病控制和消除工作，巩固防治成果，消除重点地方病危害，包括 2020 年持续消除碘缺乏危害，保持基本消除燃煤污染型地方性氟（砷）中毒危害，保持基本消除大骨节病状态，保持基本消除克山病状态，有效控制饮水型地方性氟（砷）中毒危害，有效控制水源性高碘危害，有效控制饮茶型地氟病危害等。该《规划》是持续巩固全国重点地方病控制和消除成果的重大举措，对保障人民群众身体健康，促进地方经济和社会协调发展，推动健康中国建设具有重要意义。《规划》指导思想为：全面贯彻党的十八大及十八届三中、四中、五中、六中全会精神和习近平总书记系列重要讲话精神，紧紧围绕统筹推进"五位一体"总体布局和协调推进"四个全面"战略布局，牢固树立和贯彻落实创新、协调、绿色、开放、共享的新发展理念，落实党中央、国务院决策部署，持续巩固全国重点地方病控制和消除成果，实施精准扶贫、健康扶贫，坚持"预防为主、防管并重、因地制宜、稳步推进"的工作策略，着力建立健全防治工作的协调机制、管理制度和防治网络，推动地方病综合防治措施得到全面落实，保障人民群众身体健康，促进地方经济和社会协调发展，为推进健康中国建设、全面建成小康社会奠定坚实基础。

《规划》的基本原则包括以下 3 点：

（1）政府领导，部门协作。地方各级人民政府要将地方病防治工作纳入本地区国民经济和社会发展规划，加强领导、保障投入。各有关部门要加强协调、密切合作，立足本部门职责，发挥各自优势，共同落实防治措施。

（2）预防为主，防管并重。持续改善地方病地区生产生活环境，减少致病因素危害。对高危地区重点人群采取预防和应急干预措施。开展健康教育，增强群众防病意识和参与防治工作的主动性，建立健康生活方式。加强防治措施后期管理，建立健全管理机制，巩固防治成果。

（3）因地制宜，稳步推进。根据各地自然环境、社会经济发展水平，采取适宜、有效的综合防治措施，细化防治目标和工作节点，加强考核评价，稳步、扎实推进重点地方病控制和消除工作。同时，指出地方各级人民政府应根据规划要求和防治工作需要，落实防治资金分配工作。中央财政通过转移支付加大对贫困地区防治工作的支持力度。

《规划》的防治措施包括：

（1）实施综合防控，防范地方病。卫生计生部门组织开展病情、防治措施落实情况的动态监测，有序开展地方病控制和消除评价工作。在地方病地区，加强防治措施的后期管理和宣传教育，引导当地群众正确做好健康防护，持续巩固防治成果；进一步查清地方病病情和流行范围，完善地方卫生标准，加强对农村基础卫生建设，促进居民健康。

（2）加强监测评估。卫生计生部门健全完善地方病防治监测评价体系扩大监测覆盖范围，加大重点地区和重点人群监测力度，定期开展重点地方病流行状况调查，准确反映和预测地方病病情和流行趋势。加强信息化建设，依托现有网络平台。加强地方病信息管理，实现监测评估工作的数字化管理和信息共享。提高防治信息新报告的及时性和准确性。强化监测与防治干预措施的有效衔接，加强监测管理和质量控制，促进部门间及时沟通和反馈监测信息，为完善防治策略提供科学依据。

（3）加强宣传教育。卫生计生、教育、新闻出版广电等部门要充分利用传统媒体和新媒体，结合地方病防治特点，开展内容丰富、形式多样的宣传教育活动，普及地方病防治知识和技能，增强群众防病意识和能力。

2022 年 10 月 16 日，中国共产党第二十次全国代表大会在北京召开，习近平同志代表第十九届中央委员会向大会作报告。二十大报告将"人与自然和谐共生的现代化"上升到"中国式现代化"的内涵之一，再次明确了新时代中国生态文明建设的战略任务。二十大报告的总基调是推动绿色发展，促进人与自然和谐共生。二十大报告指出，"要推进美丽中国建设，坚持'山水林田湖草沙'一体化保护和系统治理，统筹产业结构调整、污染治理、生态保护、应对气候变化，协同推进降碳、减污、扩绿、增长，推进生态优先、节约集体、绿色低碳发展"。

在阐述"推动绿色发展，促进人与自然和谐共生"时，二十大报告针对污染防治方面具体提到"深入推进环境污染防治，加强土壤污染源头防控，持续深入打好蓝天、碧水、净土保卫战，基本消除重污染天气，基本消除城市黑臭水体，加强土壤污染源头防控，提升环境基础设施建设水平，推进城乡人居环境整治"。此外，还涉及"积极稳妥推进碳达峰碳中和，立足我国能源资源禀赋，坚持先立后破，有计划分步骤实施碳达峰行动，深入推进能源革命，加强煤炭清洁高效利用，加快规划建设新型能源体系，积极参与应对气候变化全球治理"等内容。

新时代爱国卫生运动

党的十一届三中全会以来，爱国卫生运动进入一个新的历史时期。1978年4月，国务院发出《关于坚持开展爱国卫生运动的通知》（以下简称《通知》），要求各地爱国卫生运动委员会及其办事机构，把卫生运动切实领导起来。《通知》指出，爱国卫生运动是移风易俗、改造国家的一场深刻革命。同年8月，中央爱国卫生运动委员会在山东烟台召开全国爱国卫生运动现场交流会。该会议提出，新时期爱国卫生运动的任务是：城市重点整治环境卫生，农村管好水、粪，标本兼治。1979年6月11日，中央爱国卫生运动委员会、卫生部发出通知，要求迅速将各级爱国卫生运动委员会办公室建立健全起来，配备专职干部。一系列措施，使各地爱国卫生运动获得蓬勃发展。

2015 年 1 月 13 日，国务院印发《关于进一步加强新时期爱国卫生工作的意见》（以下简称《意见》），就做好新形势下的爱国卫生工作提出明确要求。这是国务院时隔 25 年后，再次以专题形式，印发指导开展爱国卫生工作的重要文件。《意见》指出，做好新时期的爱国卫生工作，是坚持以人为本、解决当前影响人民群众健康突出问题的有效途径，是改善环境、加强生态文明建设的重要内容，是建设健康中国、全面建成小康社会的必然要求。《意见》要求，通过广泛开展爱国卫生运动，使城乡环境卫生条件明显改善，影响健康的主要环境危害因素得到有效治理，人民群众文明卫生素质显著提升，健康生活方式广泛普及，有利于健康的社会环境和政策环境进一步改善，重点公共卫生问题防控干预取得明显成效，城乡居民健康水平得到明显提高。

2020 年 3 月 2 日，习近平总书记在北京考察新冠肺炎防控科研攻关工作时强调"坚持开展爱国卫生运动"；在浙江考察时强调"要深入开展爱国卫生运动，推进城乡环境整治，完善公共卫生设施，提倡文明健康、绿色环保的生活方式"。

2020 年 11 月 27 日，国务院印发《关于深入开展爱国卫生运动的意见》（以下简称《意见》），从四个方面部署深入开展爱国卫生运动的重点工作任务：一是完善公共卫生设施，改善城乡人居环境。以重点场所、薄弱环节为重点，全面推进城乡环境卫生综合整治，补齐公共卫生环境短板。二是开展健康知识科普，倡导文明健康、绿色环保的生活方式。倡导自主自律健康生活，践行绿色环保生活理念，促进群众心理健康。三是加强社会健康管理，协同推进健康中国建设。大力推进卫生城镇创建，全面开展健康城市建设。四是创新工作方式方法，提升科学管理水平。加强法治化保障，强化社会动员，加强政策研究和技术支撑。《意见》强调，要加强组织领导和工作保障，把爱国卫生工作列入政府重要议事日程，纳入政府绩效考核指标，进一步强化爱国卫生工作体系建设，在部门设置、职能调整、人员配备、经费投入等方面予以保障。要加强宣传引导，全方位、多层次宣传爱国卫生运动，主动接受社会和群众监督，及时回应社会关切。要加强国际合作，讲好爱国卫生运动的中国故事，不断促进爱国卫生运动深入开展。

2022 年是爱国卫生运动 70 周年。爱国卫生运动不是简单的清扫卫生，更多的是应该从人居环境改善、饮食习惯、社会心理健康、公共卫生设施等多个方面开展工作，提倡文明健康、绿色环保的生活方式。爱国卫生运动是中国人民的一项伟大创举，是确保人民群众生命安全和身体健康的传家宝。新时代，我们要继续用好这一传家宝，把爱国卫生运动提高到新水平。

第二节　党的十八大以来的卫生事业管理

2012 年 10 月 8 日，国务院发布《卫生事业发展"十二五"规划》，勾画出我国卫生事业的"十二五"发展蓝图；提出到 2015 年初步建立覆盖城乡居民的基本医疗卫生制度、基本实现全体人民病有所医的发展目标。

"十二五"规划时期，我国正处于工业化、城市化快速发展时期，人口老龄化进程加快，面临的健康问题日趋复杂。一方面，重大传染病流行形势依然严峻，慢性非传染性疾病和精神疾病对人民群众的健康威胁日益加大，新发传染病以及传统烈性传染病的潜在威胁不容忽视。另一方面，生态环境、生产生活方式变化以及食品药品安全、职业伤害、饮用水安全和环境问题等对人民群众健康的影响更加突出，不断发生的自然灾害、事故灾害及社会安全事件也对医疗卫生保障提出更高的要求。医疗卫生服务供给与需求之间的矛盾日趋突出，服务理念、服务模式等亟须作出相应调整。

在《卫生事业发展"十二五"规划》（以下简称《规划》）中，首次将"人均预期寿命"纳入经济社会发展的主要指标体系。

《规划》将"人均预期寿命在 2010 年基础上提高 1 岁"作为核心指标，并围绕其构建"十二五"时期卫生事业发展指标，提出了建立分工明确、信息互通、资源共享、协调互动的公共卫生服务体系。其中包括加强重大疾病防控体系建设，完善卫生监督体系，加强妇幼卫生和健康教育能力建设，加快突发公共事件卫生应急体系建设，加强采供血服务能力建设。

此外，《规划》还提出了建立规范有序、结构合理、覆盖城乡的医疗服务体系，为群众提供安全、有效、方便、价廉的基本医疗服务；建立以基本医疗保障为主体、其他多种形式补充、医疗保险和商业健康保险为补充、覆盖城乡居民的多层次医疗保障体系，进一步减轻个人医药费用负担；进一步规范以国家基本药物制度为基础的药品器械供应保障体系，确保基本药物安全有效、公平可及、合理使用；健全支撑卫生事业全面、协调、可持续发展的各项体制，有效保障医药卫生体系规范运转。

2014年10月，卫计委印发《卫生计生经济管理队伍建设方案（2014—2020年）》（以下简称《方案》），明确了卫生计生经济管理队伍建设的主要目标：到2020年，建立全面覆盖、体系比较完整、具有卫生计生行业特点、适应卫生计生事业改革发展的经济管理队伍教育培训制度；建立一支素质良好、能力突出、具备较高职业道德和操守、能够满足卫生计生事业发展需要的专业型、研究型、综合型的卫生计生经济管理"三型队伍"。具体要实现以下目标：建立卫生计生经济管理领军人才培养制度，至少培养200名领军人才；建立总会计师和总审计师培养制度，实现全国三级甲等医院都配备总会计师，总审计师队伍初具规模；协调教育部门，加大卫生计生经济管理队伍在职学历教育力度；建立卫生计生经济管理队伍继续教育制度，有条件的省（区、市）依托相应机构建设一个继续教育培训基地；建立学分制形式的教育培训制度，对全国所有卫生计生经济管理队伍进行一遍轮训；建立卫生计生机构主管经济管理工作领导的培训制度，主管领导任期内都要接受一次经济管理培训；建立一支覆盖全国、全面系统、能力突出的经济管理师资队伍；形成一批优秀的卫生计生经济管理研究成果。

《方案》确定了全面实施卫生计生经济管理人员"335"工程

（即面向领导干部、领军人才、全体工作人员3个层次；强化基本理论、基本知识、基本技能3个方面；覆盖财务、审计、价格、资产、绩效管理5个领域），开展教育培训工作、加大领军人才培养力度、加大继续教育力度、加大业务培训力度、加强教育培训网络和师资队伍建设，以及加强卫生计生经济管理研究6项主要任务。

2016年12月1日，中国国务院新闻办公室发表《发展权：中国的理念、实践与贡献》白皮书。白皮书显示，婴儿死亡率从新中国成立之初的200‰下降到2015年的8.1‰，孕产妇死亡率从1500/10万下降到20.1/10万；1978—2015年，国家卫生总费用从110.21亿元增长到40974.64亿元，其中政府卫生支出从35.44亿元增长到12475.28亿元，人均卫生费用从11.5元增长到2980.8元；医疗卫生机构从169732个增长到983528个；卫生人员总数从788.3万人增长到1069.39万人。

2015年，社区医疗卫生服务机构数达到36.1万个，覆盖率为52.9%。提供住宿的社会服务机构床位从1991年的82.8万张增长到2015年的732.9万张，其中，养老服务床位从78.3万张增长到672.7万张，儿童床位从0.7万张增长到10万张。1988—2015年，通过实施国家重点康复工程，累计为2797.8万各类残疾人提供康复服务。截至2015年年底，残疾人康复机构达7111个，专业人员达19.2万人。为智力、精神和重度残疾人提供服务的各级各类托养机构达到6352个，比2010年增加了2323个。多年来，中国致力于发展健康事业，不断改善社会保障水平，人民健康权保障水平大幅提高。

一、《健康儿童行动计划（2018—2020年）》

2018年4月27日，国家健康委员会发布《健康儿童行动计划（2018—2020年）》（以下简称《计划》）。这是国家卫生健康委员会为进一步提高儿童健康水平，依据《中华人民共和国母婴保健法》《"健康中国2030"规划纲要》和《中国儿童发展纲要（2011—2020

年)》，制订的三年行动计划。

发布《计划》的重要意义：儿童健康是全民健康的重要基石，是经济发展的重要保障，是社会文明与进步的重要体现。少年儿童的健康成长，关系国家和民族的未来。习近平总书记强调："各级党委和政府、全社会都要关心关爱少年儿童，为少年儿童茁壮成长创造有利条件。"

《计划》的发布，符合国民对全面小康社会美好生活的殷切期盼，将使人民获得感、幸福感、安全感更加充实、更有保障、更可持续。

《计划》的基本原则：第一，坚持儿童优先，共建共享；第二，坚持预防为主，防治结合；第三，坚持公平可及，促进均衡；第四，坚持守正创新，持续发展。

健康儿童行动计划重点强调了8个方面的重点行动，包括：儿童健康促进行动、新生儿安全行动、出生缺陷综合防治行动、儿童早期发展行动、儿童营养改善行动、儿童重点疾病防治行动、儿童医疗卫生服务改善行动、儿童健康科技创新行动。例如，强化儿童养护人为儿童健康第一责任人理念，提高儿童养护人健康素养；结合母子健康手册使用，扎实开展基本公共卫生服务项目中0～6岁儿童健康管理工作，为儿童提供全程医疗保健服务；加强新生儿访视，指导家长做好新生儿喂养、护理和疾病预防，早期发现异常和疾病，及时处理和就诊；加强出生缺陷综合防治；加强儿童早期发展示范基地建设，创新服务模式，规范机构管理，充分发挥基地引领带动作用，推进和规范儿童早期发展服务；将贫困地区儿童营养改善项目作为提高国民素质的重要任务纳入健康扶贫工程整体推进，扩大项目覆盖范围，强化贫困地区儿童营养健康教育和辅食添加工作，提高营养包服用依从性，切实改善贫困地区儿童营养状况。

健康儿童行动计划的组织实施：第一，加强组织领导。各地要高度重视儿童健康工作，将其纳入健康中国建设和决胜全面建成小康社会的总体部署，结合实际制定本地区健康儿童行动计划和实施方案。第二，保障经费投入。充分发挥各级政府的主体责任，加强对儿童健康服务网络、人才队伍建设、儿童健康服务的投入，加大对贫困地区的转移支付，提高服务的供给效率和公平性。第三，广泛社会宣传。广泛宣传儿童健康方针政策，加强正面宣传、科学引导和典型报道，营造人人关心关注儿童健康、事事优先考虑儿童健康、爱婴爱母的良好社会氛围。第四，开展国际交流与合作。实施中国全球卫生战略，充分展示我国儿童健康服务的成果和经验，积极参与儿童健康相关领域国际标准、规范的研究和制定，加强同"一带一路"建设沿线国家儿童健康领域的合作，推动"联合国2030"可持续发展目标的实现。

党的二十大报告提到，十年来，我国建成了世界上规模最大的医疗卫生体系。我们深入贯彻以人民为中心的发展思想，在幼有所育、学有所教、劳有所得、病有所医、老有所养、住有所居、弱有所扶上持续用力，建成世界上规模最大的教育体系、社会保障体系、医疗卫生体系。人民群众获得感、幸福感、安全感更加充实、更有保障、更可持续，共同富裕取得新成效。回望卫生健康走过的十年辉煌历程，最根本在于坚持以习近平新时代中国特色社会主义思想为指引，最关键在于坚持党对卫生健康事业的领导，最核心在于坚持改革创新服务人民健康。

2021年7月1日，国家发展改革委、国家卫生健康委、国家中医药管理局、国家疾病预防控制局四部门联合发布《"十四五"优质高效医疗卫生服务体系建设实施方案》（以下简称《方案》）。

《方案》明确，到2025年，基本建成优质高效整合型医疗卫生服务体系，重大疫情防控救治和突发公共卫生事件应对水平显著提升，国家医学中心、区域医疗中心等重大基地建设取得明显进展，全方位全周期健康服务与保障能力显著增强，中医药服务体系更加健全，努力让广大人民群众就近享有公平可及、系统连续的高质量医疗卫生服务。

针对公共卫生防控救治能力提升工程方面，《方案》指出，中央在预算内投资重点支持疾病预防控制体系、国家重大传染病防治基地和国家紧急医学救援基地建设，推动地方加强本地疾病预防控制机构能力、医疗机构公共卫生能力、基层公共卫生体系和卫生监督体系建设；健全以疾控机构和各类专科疾病防治机构为骨干、综合性医疗机构为依托、基层医疗卫生机构为网底、防治结合的强大公共卫生体系。

二、《传染病信息报告管理规范（2015 年版)》

随着传染病防控形势的变化和防控工作的推进，原有传染病信息报告管理规范需要进一步修改和完善。为此，2015 年 10 月 29 日，国家卫生计生委办公厅印发了《传染病信息报告管理规范（2015 年版)》（以下简称《规范》），自 2016 年 1 月 1 日起执行。

《规范》包括组织机构职责、传染病信息报告、报告数据管理、传染病疫情分析与利用、资料保存、信息系统安全管理、考核与评估 7 个方面的内容。具体内容如下：

（1）遵循分级负责、属地管理的原则，明确了各有关部门与机构在传染病信息报告管理工作中应履行的职责。其中，卫生计生行政部门负责本辖区内传染病信息报告工作的管理；疾病预防控制机构负责本辖区内传染病信息报告工作的业务指导和技术支持；医疗机构执行首诊负责制，承担基本公共卫生服务项目任务，负责收集和报告责任范围内的传染病信息，并在县级疾病预防控制机构指导下，承担本辖区内不具备网络直报条件的责任报告单位报告的传染病信息网络报告；卫生监督机构配合卫生计生行政部门开展对传染病报告管理工作情况的监督检查，对不履行职责的单位或个人依法进行查处；采供血机构对献血人员进行登记，对艾滋病阳性病例进行网络报告。

（2）界定了传染病信息报告的责任主体和判断标准，从责任报告单位及报告人、报告病种、诊断与分类、登记与报告、填报要求、报告程序及方式、报告时限 7 个方面提出了要求。

（3）明确报告数据管理规范，包括审核、订正、补报、查重 4 个方面。

（4）对于传染病疫情分析与利用，实行分级分类管理，明确法定传染病发病、死亡数以及传染病报告信息管理系统数据对外公布的规范。

（5）资料保存，相应资料都应备案保存并纳入档案管理的相应年限。

（6）明确信息系统安全管理，保证整个过程的合理和正确，设定好应对可能出现信息泄露或盗用等情况的处理程序。

（7）考核与评估，各级卫生计生行政部门、疾病预防控制机构、医疗机构定期组织对本辖区内的传染病信息报告工作进行督导检查，对发现的问题予以通报并责令限期改正。

第三节　党的十八大以来的妇幼卫生学

2014 年是《中华人民共和国母婴保健法》公布 20 周年。根据国卫妇幼函〔2014〕53 号，为向公众和国际社会全面展现中国妇幼健康事业取得的成绩，引导全社会更加关注和支持妇幼健康事业，促进卫生计生系统融合发展，国家卫生计生委决定将 2014 年确定为"妇幼健康服务年"，在全国开展以"共圆妇幼健康梦"为主题的系列活动。

在"妇幼健康服务年"，国家卫生计生委的重点工作包括：

（1）推进妇幼健康服务年专题活动。启动妇幼健康优质服务创建活动，推动地方政府更加重视妇幼健康工作，为妇幼健康工作提供组织保障。与中华全国总工会联合举办全国妇幼健康技能竞赛，鼓励专业技术人员钻研业务、提高能力、服务百姓。指导地方做好爱婴医院复核，引导医疗保健机构规范服务行为，倡导母乳喂养，严格控制剖宫产率。大力宣传表扬先进典型，展示精神风貌，树立良好形象。

（2）落实深化医改惠民利民项目。继续做好农村孕产妇住院分娩补助、农村妇女"两癌"检查等项目，不断提高服务质量。逐步扩大贫困地区儿童营养改善、地中海贫血防控等项目的覆盖面。全面落实免费基本计划生育技术服务，指导育龄夫妇采取有效避孕措施，减少非意愿妊娠。大力推进国家免费孕前优生健康检查项目，年度目标人群覆盖率达到80%以上。促进儿童早期发展，建立儿童早期发展示范基地。

（3）保障单独两孩政策顺利实施。积极应对单独两孩政策实施对妇幼健康服务的新挑战，调整扩充服务资源，努力盘活存量，积极争取增量，加快实施妇幼保健机构建设项目，切实改善业务用房和装备条件。结合卫生人才培训项目，加强妇幼健康人才队伍建设，不断提高技术服务能力。加强高危孕产妇和新生儿管理，加快危重孕产妇和新生儿救治中心的建设，建立健全快速、高效的转诊、会诊网络，确保绿色通道畅通有效，切实保障母婴安全。

以"共圆妇幼健康梦"为主题的系列活动，包括以下6项主要内容：

（1）启动妇幼健康优质服务创建活动。围绕领导重视好、规范管理好、服务质量好、指标落实好、人民满意好，积极开展妇幼健康优质服务创建活动，打造群众满意的妇幼健康优质服务品牌，发挥典型示范作用。

（2）加强妇幼健康服务机构规范化建设。深入实施妇幼保健机构建设项目，研究制定妇幼健康服务机构建设标准和评审标准，制定印发《关于妇幼健康服务机构建设与管理的指导意见》，指导各地加强妇幼健康服务机构建设与管理。

（3）开展妇幼健康服务技能竞赛活动。大力开展岗位练兵、技能竞赛活动。在此基础上，国家卫生计生委将与全国总工会共同组织开展全国妇幼健康服务技能竞赛。

（4）推进爱婴医院复核。以倡导母乳喂养、严格控制剖宫产率为重点，加强爱婴医院管理。修订爱婴医院评估标准，指导各省（区、市）开展爱婴医院复核，规范产、儿科服务。

（5）参与服务百姓健康行动。深入实施妇幼重大公共卫生服务项目，推进孕前优生健康检查项目，组织开展妇幼健康社会宣传和科普知识传播活动，积极参与全系统"服务百姓健康行动"活动。

（6）宣传表扬先进典型，深入挖掘妇幼健康系统涌现出的先进典型和先进事迹。积极与新闻媒体合作，开展妇幼健康先进典型宣传活动，对妇幼健康工作先进集体和先进个人进行表扬。

为促进国家基本公共卫生服务项目的实施，规范城乡基层医疗卫生机构医务人员为居民提供基本公共卫生服务的行为，提高其服务水平，中国社区卫生协会、中国医学科学院北京协和医院等组织以《0～6岁儿童健康管理服务规范》（2011年版）和《老年人健康管理服务规范》（2011年版）为依据，在总结项目前期实施经验及国内外研究成果基础上，经相关专家、卫生行政管理人员、基层医疗卫生机构医护人员多次论证，对"服务规范"的内容和要求进行细化和具体化，形成推荐性卫生行业标准《0～6岁儿童健康管理技术规范》和《老年人健康管理服务规范》，分别于2015年7月与2015年11月发布。

《0～6岁儿童健康管理技术规范》适用于城乡基层医疗卫生机构提供国家基本公共卫生服务时对0～6岁儿童的健康管理，包括以下内容：

（1）0～6岁儿童健康管理随访流程：规定了每次健康管理的内容和程序。

（2）0～6岁儿童健康管理内容：涉及新生儿家庭访视，新生儿满月健康管理，婴幼儿、学龄前各阶段儿童健康管理的时间和地点、询问和观察、体格检查和处理、喂养指导、发育指导、防病指导、预防伤害指导、口腔保健指导等内容。

（3）0～6岁儿童健康管理检查的相关技术：包括对儿童如何进行体重、身长（身高）、头围检查，龋齿、视力检查，食物转换，等等。

（4）预防伤害指导：在各月龄段的针对性的预防伤害指导基础上对预防跌伤、烧烫伤、窒息、中毒、溺水、动物伤害及其他伤害等各阶段共性的伤害预防给出指导。

自党的十八大以来，十年间，我国加强顶层设计，巩固完善制度，优化配置资源，如期实现"十三五"规划目标和中国妇女儿童发展规划纲要、妇幼健康各项目标，妇女儿童健康水平显著提升。

二十大召开前，我国孕产妇死亡率已下降至 16.1/10 万，比 2011 年的 26.1/10 万下降了 38.3%，我国妇幼健康核心指标已降至历史最低水平，位居全球中高收入国家的前列，也被世界卫生组织评定为全球 10 个妇幼健康高绩效国家之一；婴儿死亡率下降至 5.0‰，5 岁以下儿童死亡率下降至 7.1‰，妇幼健康核心指标已降至历史最低水平。妇女宫颈癌和乳腺癌防治，预防艾滋病、梅毒、乙肝母婴传播，儿童保健以及出生缺陷防治等重点工作取得了积极成效。

国家卫生健康委妇幼司司长宋莉在"中国这十年"系列主题新闻发布会上，介绍了我国十年来不断健全的以妇幼保健机构、妇女儿童医院为核心，以基层医疗卫生机构为基础，以综合医院和相关科研教学机构为支撑的中国特色妇幼健康服务体系。截至目前，全国共有妇幼保健机构 3032 家，妇幼保健机构专业人员达到 54.2 万人，床位数达到 26 万张。全国共有妇产医院 793 家，儿童医院 151 家，妇产科医师数达到 37.3 万人，儿科医师人数增长到 20.6 万人。同时，近年来，云上妇幼、智慧妇幼等创新模式不断推进，妇幼健康服务能力得到持续提升。宫颈癌、乳腺癌是影响妇女健康的两大恶性肿瘤。对于"两癌筛查"工作，国家予以高度重视。自 2009 年，我国就把"两癌筛查"纳入重大公共卫生服务项目，为广大农村妇女提供免费筛查。为了进一步提升"两癌筛查"的覆盖率，2019 年又将"两癌筛查"纳入基本公共卫生服务项目。

截至 2020 年，"两癌筛查"工作覆盖近 2600 个县市区，合计开展免费宫颈癌筛查 1.3 亿人次，免费乳腺癌筛查 6400 万人次。通过早期筛查、早期诊断和早期干预，众多患病妇女得到了及时的救助。

从党的十八大到二十大召开期间，国家卫生健康委员会连续两个周期推出健康儿童行动计划。目前，我国每千名儿童床位数是 2.2 张，较 2015 年增长了 0.27%。此外，儿科医疗优质资源不断扩容，加大了基层对于新生儿以及儿童的健康保健服务网络建设，近期还加大了信息化建设以及互联网诊疗等这一系列，大幅提升了整个儿科服务体系建设。

第四节 党的十八大以来的营养和食品卫生学

一、公布新食品安全国家标准

2014年1月10日，国家卫生计生委公布四项新食品安全国家标准，分别是《特殊医学用途配方食品通则》《特殊医学用途配方食品良好生产规范》《食品中致病菌限量》和《预包装特殊膳食用食品标签》。这四项新食品安全国家标准的公布，标志着我国进一步完善了食品安全国家标准体系。

《特殊医学用途配方食品通则》（GB29922—2013）针对进食受限、消化吸收障碍、代谢紊乱或其他特定疾病状态人群的营养需要，依据特定疾病状态人群的临床营养数据和《中国居民膳食营养素参考摄入量》制定了特殊膳食用食品标准。

《特殊医学用途配方食品良好生产规范》（GB29923—2013）规定了生产企业的卫生要求和生产操作要求。

《食品中致病菌限量》（GB29921—2013）涵盖了肉制品、水产制品、即食蛋制品等11大类食品中的沙门氏菌、单核细胞增生李斯特氏菌、大肠埃希氏菌O157：H7、金黄色葡萄球菌、副溶血性弧菌5种致病菌的限量规定，并明确了相应的检测方法标准。此标准将以往各单个食品中散在的致病微生物的标准进行整合，基本覆盖管理食品中致病性微生物的限量。

《预包装特殊膳食用食品标签》（GB13432—2013）规定了"不应对0～6月龄婴儿配方食品中的必需成分进行含量声称和功能声称"等，将保障婴儿全面、平衡的营养，避免夸大和不实声称，规范了行业发展。《预包装特殊膳食用食品标签》（GB13432—2013）与《预包装食品标签通则》（GB7718—2011）、《预包装食品营养标签通则》（GB28050—2011）形成我国食品标签标准体系。

二、发布《中国食物与营养发展纲要（2014—2020 年)》

2014 年 2 月 10 日，国务院办公厅正式发布《中国食物与营养发展纲要（2014—2020 年)》（以下简称《纲要》)。《纲要》由农业部、卫生计生委共同牵头，发展改革委、财政部、科技部、商务部等 5 个部委协作参与，历时 3 年编制而成，这是我国政府继《九十年代中国食物结构改革与发展纲要》《中国食物与营养发展纲要（2001—2010 年)》之后，制定的第三部关于食物与营养发展的纲领性文件。

《纲要》考虑到前期我国食物生产及居民营养的不足，立足保障食物有效供给，优化食物结构，强化居民营养改善构建了我国 2020 年在食物与营养发展方面的新要求。《纲要》以"坚持食物数量与质量并重""坚持生产与消费协调发展""坚持传承与创新有机统一""坚持引导与干预有效结合"四项基本原则为根基，提出了我国 2020 年在食物生产量、食品工业发展、食物消费量、营养素摄入量及营养性疾病控制 5 个方面的发展目标及 21 项明确可考核的指标。在发展目标的基础上提出了在食物数量、质量保障体系及居民营养改善体系的三项主要发展任务，确定了我国在 2020 年食物与营养发展方面的"三大重点"——以农产品、方便加工食品、奶类与大豆食品为重点产品；以贫困地区、农村地区、流动人群集中及新型城镇化地区为重点区域；以孕产妇、儿童青少年、老年人重点人群。同时提出了"全面普及膳食营养和健康知识""加强食物生产与供给""加大营养监测与干预""推进食物与营养法制化管理""加快食物与营养科技创新""加强组织领导和咨询指导"等政策措施。

《纲要》提出的发展目标，包括：

（1）食物生产量目标。确保谷物基本自给、口粮绝对安全，全面提升食物质量，优化品种结构，稳步增强食物供给能力。到 2020 年，全国粮食产量稳定在 5.5 亿吨以上，油料、肉类、蛋类、奶类、水产品等生产稳定发展。

（2）食品工业发展目标。加快建设产业特色明显、集群优势突出、结构布局合理的现代食品加工产业体系，形成一批品牌信誉好、产品质量高、核心竞争力强的大中型食品加工及配送企业。到 2020 年，传统食品加工程度大幅提高，食品加工技术水平明显提升，全国食品工业增加值年均增长速度保持在 10% 以上。

（3）食物消费量目标。推广膳食结构多样化的健康消费模式，控制食用油和盐的消费量。到 2020 年，全国人均全年口粮消费 135 公斤、食用植物油 12 公斤、豆类 13 公斤、肉类 29 公斤、蛋类 16 公斤、奶类 36 公斤、水产品 18 公斤、蔬菜 140 公斤、水果 60 公斤。

（4）营养素摄入量目标。保障充足的能量和蛋白质摄入量，控制脂肪摄入量，保持适量的维生素和矿物质摄入量。到 2020 年，全国人均每日摄入能量 2200～2300 千卡，其中，谷类食物供能比不低于 50%，脂肪供能比不高于 30%；人均每日蛋白质摄入量为 78 克，其中，优质蛋白质比例占 45% 以上；维生素和矿物质等微量营养素摄入量基本达到居民健康需求。

（5）营养性疾病控制目标。基本消除营养不良现象，控制营养性疾病增长。到 2020 年，全国 5 岁以下儿童生长迟缓率控制在 7% 以下；全人群贫血率控制在 10% 以下，其中，孕产妇贫血率控制在 17% 以下，老年人贫血率控制在 15% 以下，5 岁以下儿童贫血率控制在 12% 以下；居民超重、肥胖和血脂异常率的增长速度明显下降。

三、打造最严谨食品安全标准体系

"吃得安全""吃得健康"是人民群众美好生活的重要内容。习近平总书记提出："用最严谨的标准、最严格的监管、最严厉的处罚、最严肃的问责，确保广大人民群众'舌尖上的安全'。"

食品安全和营养，关系到每个家庭、每个人的健康。近年来，随着健康中国建设的推进和食品安全最严谨的标准落实，食品安全和营养健康工作取得积极进展和明显成效。

党的十八大到二十大这十年间，国家卫生健康委食品安全标准与监测评估司司长刘金峰介绍，国家卫健委全面打造最严谨标准体系，吃得放心，有章可依。截至目前，我国已发布食品安全国家标准1419项，包含2万余项指标，涵盖了从农田到餐桌、从生产加工到产品全链条、各环节主要的健康危害因素。标准体系框架既契合中国居民膳食结构，又符合国际通行做法。我国连续15年担任国际食品添加剂、农药残留国际法典委员会主持国，牵头协调亚洲食品法典委员会食品标准工作，为国际和地区食品安全标准研制与交流发挥了积极作用。

国家卫健委建立了国家、省、市、县四级食品污染和有害因素监测、食源性疾病监测两大监测网络以及国家食品安全风险评估体系。食品污染和有害因素监测已覆盖99%的县区，食源性疾病监测已覆盖7万余家各级医疗机构。食品污染物和有害因素监测食品类别涵盖我国居民日常消费的粮油、蔬果、蛋奶、肉禽、水产等全部32类食品。

参考文献

［1］习近平. 高举中国特色社会主义伟大旗帜 为全面建设社会主义现代化国家而团结奋斗——在中国共产党第二十次全国代表大会上的报告［EB/OL］.［2023 - 04 - 26］. http://www. mofcom. gov. cn/article/zt_ 20thCPC/zypl/202211/20221103366954. shtml.

［2］国务院印发《关于进一步加强新时期爱国卫生工作的意见》［EB/OL］.（2015 - 01 - 13）［2023 - 04 - 26］. http://www. gov. cn/zhengce/content/2015 - 01/13/content 9388. htm.

［3］全民健康托起全面小康——习近平总书记关心推动健康中国建设纪实［EB/OL］.［2023 - 04 - 26］. http://www. gov. cn/xin-wen/2020 - 08/08/content_5533270. htm.

［4］国务院关于深入开展爱国卫生运动的意见［EB/OL］. ht-tp://www. gov. cn/zhengce/content/2020 - 11/27/content_5565387. htm.

［5］党的十八大以来 妇女儿童健康水平显著提升［EB/OL］.

［2023 － 04 － 26］. http://gongyi. cnr. cn/list/20220531/t20220531_525844561. shtml.

　　［6］"中国这十年"系列主题发布会聚焦新时代卫生健康事业发展成就：把人民健康放在优先发展的战略地位［EB/OL］. ［2023 － 04 － 26］. http://www. gov. cn/xinwen/2022 － 09/08/content_5708803. htm.

　　［7］习近平李克强对食品安全工作作出重要指示批示. ［EB/OL］. ［2023 － 04 － 26］. http://www. gov. cn/xinwen/2017 － 01/03/content_5156119. htm.

第五节　党的十八大以来的职业卫生学

职业病是指企业、事业单位和个体经济组织等用人单位的劳动者在职业活动中，因接触粉尘、放射性物质和其他有毒、有害因素而引起的疾病。

一、发布国家职业卫生标准《职业病诊断通则》

随着我国经济快速发展，新技术、新材料、新工艺的广泛应用，以及新的职业、工种和劳动方式不断产生，劳动者在职业活动中接触的职业病危害因素更为多样、复杂，《职业病分类和目录》采取动态调整的原则，不断增加新的职业病病种。职业病具有共同的特点，即职业健康损害、导致健康损害的职业病危害因素和二者具有因果关系。2014 年 11 月，国家卫生计委发布推荐性国家职业卫生标准《职业病诊断通则》。该标准明确了职业病诊断的基本原则和通用要求，用于指导职业病诊断。

《职业病诊断通则》中职业病诊断通用要求，包括：

（1）疾病认定原则。疾病是指在病因作用下机体出现自稳调节紊乱，并引发一系列代谢、功能或结构变化的异常状态，其临床表现和相应的辅助检查是判定有无疾病及其严重程度的主要依据；应遵照循证医学的要求做好诊断与鉴别诊断。

（2）职业病危害因素判定原则。根据生产工艺、工作场所职业病危害因素检测等资料，判定工作场所是否存在职业病危害因素及其种类和名称；依据劳动者接触工作场所职业病危害因素的时间和方式、职业病危害因素的浓度（强度），参考工作场所工程防护和个人防护等情况，判断劳动者可能的累积接触水平；应将工作场所职业病危害因素检测结果或生物监测结果与工作场所有害因素职业接触限值进行比较，并估计机体接触职业病危害因素的程度。

（3）因果关系判定原则。时序性原则：职业病一定是发生在接触职业病危害因素之后，并符合致病因素所致疾病的生物学潜伏期和潜隐期的客观规律。生物学合理性原则：职业病危害因素与职业病的发生存在生物学上的合理性，即职业病危害因素的理化特性、毒理学资料或其他特性能证实该因素可导致相应疾病，且疾病的表现与该因素的健康效应一致。生物学特异性原则：职业病危害因素与职业病的发生存在生物学上的特异性，即特定的职业病危害因素通过引起特定靶器官的病理损害而致病，多累及一个靶器官或以一个靶器官为主。生物学梯度原则：多数职业病与职业病危害因素接触之间存在"剂量—效应"和（或）"剂量—反应"关系，即接触的职业病危害因素应达到一定水平才可能引起疾病的发生；接触水平越高、接触时间越长，疾病的发病率越高或病情越严重。职业病危害因素对疾病的发生、发展影响越大，疾病与接触之间因果关系的可能性就越大。可干预性原则：对接触的职业病危害因素采取干预措施，可有效地防止职业病的发生、延缓疾病的进展或使疾病向着好的方向转归。如消除或减少工作场所或职业活动中的职业病危害因素，可预防和控制相应疾病的发生或降低发病率。许多职业病在脱离原工作场所后，经积极治疗，疾病可好转、减轻甚至消失。

《职业病诊断通则》标准，适用于指导国家公布的《职业病分类和目录》中职业病（包括开放性条款）的诊断和职业病诊断标准的制定，尤其适用于《职业病分类和目录》中新增加的尚无诊断标准的职业病的诊断。由于每种职业病都有其特征表现，在应用该标准诊断具体的职业病时，需根据这些原则，以劳动者职业病危害因素接触史和工作场所职业病危害因素情况、疾病的临床表现及相应的辅助检查结果为主要依据，按照循证医学的要求进行综合分析，并排除其他类似疾病，才能做出诊断。

二、《国家职业病防治规划（2016—2020 年)》

职业健康是健康中国建设的重要基础和组成部分，事关广大劳动者健康福祉与经济发展和社会稳定大局。党中央、国务院高度重视职业健康工作。2016 年 12 月 26 日，国务院办公厅印发《国家职业病防治规划（2016—2020 年)》（以下简称《规划》），以习近平新时代中国特色社会主义思想为指导，全面贯彻党的十九大和十九届二中、三中、四中、五中、六中全会精神，深入实施职业健康保护行动，落实"防、治、管、教、建"五字策略，强化政府、部门、用人单位和劳动者个人四方责任，进一步夯实职业健康工作基础，全面提升职业健康工作质量和水平。部署做好"十三五"时期职业病防治工作，进一步保障劳动者职业健康权益，推进健康中国建设。

《规划》指出，要坚持正确的卫生与健康工作方针，强化政府监管职责，督促用人单位落实主体责任，提升职业病防治工作水平，鼓励全社会广泛参与，有效预防和控制职业病危害，切实保障劳动者职业健康权益，促进经济社会持续健康发展，为建设健康中国奠定重要基础。同时，《规划》提出，要坚持依法防治、源头治理、综合施策的原则。《规划》从落实用人单位主体责任、健全职业病防治体系、提高职业病监测能力和保障劳动者健康权益 4 个方面提出了系列具体量化指标。

《规划》的总体目标为，到 2020 年，建立健全用人单位负责、行政机关监管、行业自律、职工参与和社会监督的职业病防治工作格局。职业病防治法律法规和标准体系基本完善，职业卫生监管水平明显提升，职业病防治服务能力显著增强，救治救助和工伤保险保障水平不断提高；职业病源头治理力度进一步加大，用人单位主体责任不断落实，工作场所作业环境有效改善，职业健康监护工作有序开展，劳动者的职业健康权益得到切实保障；接尘工龄不足 5 年的劳动者新发尘肺病报告例数占年度报告总例数的比例得到下降，重大急性职业病危害事故、慢性职业性化学中毒、急性职业性放射性疾病得到有效控制。

同时，《规划》强调，要全面落实职业病防治工作的各项任务：

（1）强化职业病源头治理，以职业性尘肺病、化学中毒为重点，在矿山、有色金属、冶金、建材等行业领域开展专项治理。

（2）落实用人单位主体责任，督促建立防治管理责任制，加强对危害预评价、防护设施控制效果评价和竣工验收等环节的管理。

（3）加大职业卫生监管执法力度，建立用人单位和职业卫生技术服务机构"黑名单"制度，定期向社会公布。

（4）提升职业病防治服务水平，以进城务工人员尘肺病为切入点，简化职业病诊断程序，优化服务流程，提高服务质量。

（5）落实职业病救助保障措施，督促用人单位按时足额缴纳工伤保险费，做好工伤保险与基本医疗保险、大病保险、医疗救助、社会慈善、商业保险等有效衔接。

（6）推进职业病防治信息化建设，建立完善重点职业病与职业病危害因素监测、报告和管理网络。

（7）加大职业病防治宣传教育和健康促进，广泛宣传职业病防治法律法规和相关标准，推动"健康企业"建设。

（8）推动职业病防治科学研究，鼓励和支持职业病防治基础性科研工作和前瞻性研究，加快科技成果转化和应用推广。

三、《"十三五"全国结核病防治规划》

为进一步减少结核病危害，加快推进健康中国建设，根据《中华人民共和国传染病防治法》，结合深化医改要求，国务院办公厅于 2017 年 2 月 1 日印发并实施《"十三五"全国结核病防治规划》（以下简称《规划》）。该《规划》包括防治现状、总体要求、防治措施和组织实施四个部分，是"十三五"时期做好结核病防治工作的纲领性文件，是降低结核病疫情的重大举措，对全面建设小康社会、推进健康中国建设具有重要意义。

《规划》确定总体目标为，到 2020 年，政府领导、部门合作、全社会协同、大众参与的结核病防治机制进一步完善；疾病预防控制机构、结核病定点医疗机构、基层医疗卫生机构分工明确、协调配合的服务体系进一步健全；结核病防治服务能力不断提高，实现及早发现并全程规范治疗；人民群众享有公平可及、系统连续的预防、治疗、康复等防治服务；医疗保障政策逐步完善，患者疾病负担进一步减轻；肺结核发病和死亡人数进一步减少，全国肺结核发病率下降到 58/10 万以下，疫情偏高地区肺结核发病率较 2015 年下降 20%。具体目标为：

（1）完善结核病防治服务体系，健全服务网络，提高服务能力。

（2）加强对肺结核可疑症状者的筛查，加大病原学检查和耐药筛查力度，多途径发现患者。

（3）规范结核病诊疗行为，加强医疗质量控制，减少耐药发生，探索实施传染性肺结核患者住院治疗。

（4）按照国家基本公共卫生服务项目要求做好肺结核患者健康管理服务，提高患者治疗依从性。

（5）做好医疗保险和关怀救助工作，对符合条件的贫困结核病患者及时给予相应治疗和救助，切实降低患者自付比例。

（6）加强对结核菌和艾滋病病毒双重感染，学校、流动人口等重点人群的结核病防控工作，减少结核病聚集性疫情发生。

（7）规范抗结核药品临床使用，完善药品采购机制，加强抗结核药品质量抽检，确保抗结核病药品保障供应和质量安全。

（8）进一步加强结核病防治信息化建设，加强信息整合，逐步实现结核病患者全流程信息化管理。同时要求，地方各级人民政府要高度重视结核病防治工作，将其纳入当地经济社会发展规划，定期组织对本地区结核病防治工作的监督检查。各有关部门要按照职责分工，加强统筹协调，加强宣传教育、科研与国际合作，多措并举，扎实有序推动各项工作。

第六节　党的十八大以来的社会医学

一、《全国精神卫生工作规划（2015—2020 年)》

2015 年 6 月 4 日，国务院办公厅转发卫生计生委、中央综治办、发展改革委等十部门制定的《全国精神卫生工作规划（2015—2020 年)》（以下简称《规划》)，对深入贯彻实施《中华人民共和国精神卫生法》和《中共中央 国务院关于深化医药卫生体制改革的意见》、解决国家当前精神卫生问题、推进精神卫生事业发展、推进依法治国、促进社会长治久安具有重要意义。《规划》充分考虑我国经济社会发展、当前精神卫生服务能力和水平，结合人民群众对精神健康的需求、社会管理的需要，提出"以健全服务体系为抓手，以加强患者救治管理为重点，以维护社会和谐为导向，统筹各方资源，完善工作机制，着力提高服务能力和水平，健全患者救治救助制度，保障患者合法权益，维护公众身心健康，推动精神卫生事业全面发展"的指导思想。

《规划》从完善机制、健全体系、完善救治救助制度和促进公众心理健康这 4 个方面，提出总体目标以及 6 项重点策略和措施。

（1）全面推进严重精神障碍的救治救助工作。首先，充分发挥基层组织的作用，从村委会或居委会层面开展患者发现和登记报告，掌握患者的具体情况。其次，积极推行"病重治疗在医院、康复管理在社区"的服务模式，对病情不稳定患者，基层的精神卫生综合管理小组要协同随访，为病情严重患者设置应急医疗处置"绿色通道"。最后，要做好基本医疗保险、城乡居民大病保险、医疗救助、疾病应急救治等制度衔接，发挥整合效应，逐步提高患者医疗保障水平。

（2）开展常见精神障碍防治。要加强对各级各类医疗卫生机构、高等院校等相关人员精神障碍知识与技能的培训，提出要关注抑郁症、儿童孤独症、老年痴呆症等重点疾病，关注妇女、儿童、老年人、职业人群等重点人群的心理问题。

（3）开展心理健康促进。要求各地依法将心理援助纳入各级政府突发事件应急处理预案，定期开展培训和演练，以减少灾害后心理应激事件的发生率。各专业机构开设心理援助热线，配备心理治疗人员，为精神障碍患者及高危人群提供专业化、规范化的心理卫生服务。各级医疗机构、学校、用人单位和监管场所也要大力开展心理健康知识宣传，加强心理咨询和心理辅导等健康促进工作，提高精神卫生服务可及性。

（4）着力提高精神卫生服务能力。要加强基层精神卫生服务能力建设，加强人才队伍建设，致力于基层精神卫生服务人员的配备和培养，健全由精神科医师、护士、心理治疗师组成的精神卫生专业队伍，探索康复师、社会工作者和志愿者参与精神卫生服务的工作模式。要求精神卫生专业机构按照辖区服务人口及承担的精神卫生防治任务合理配置公共卫生人员。同时还要提高精神卫生工作人员的待遇水平，使精神卫生服务人员队伍保持稳定和工作积极性。

（5）完善信息系统。在严重精神障碍患者的服务、随访和管理过程中，要保持信息的互联互通，有助于发现意外情况并及时处置。各地应当建立和完善多部门信息共享机制，同时重视并加强对患者信息及隐私的保护。

（6）大力开展宣传教育。开展精神卫生和心理健康知识的普及和宣传，提高公众对各种精神障碍和疾病的认知，促进全体公众心理健康。鼓励和引导社会资源提供精神障碍社区康复服务，帮助精神障碍患者回归社会。

二、《中国癌症防治三年行动计划（2015—2017 年)》

癌症，即恶性肿瘤。因其防治难度大，已经成为严重危害居民健康、社会经济发展的公共卫生问题。为积极做好癌症防治工作，尽快遏制癌症上升势头，保护和增进人民群众身体健康，促进经济社会可持续发展，2015 年 9 月 10 日，国家卫计委、发改委等 16 个部门联合印发了《中国癌症防治三年行动计划（2015—2017 年)》（以下简称《计划》)。《计划》的总目标是："坚持预防为主、防治结合、中西医并重，加强癌症防治体系建设，提高癌症防治能力，实施癌症综合防治策略和措施。"

《计划》确定了 2017 年要实现的 6 项具体目标为：

（1）建立国家和省级癌症防治工作领导协调机制，落实部门职责，控制可防可控致癌因素的增长水平。

（2）完善国家癌症中心机构能力建设并充分发挥其技术指导作用，基本建立以医院、疾控机构为主体和基层医疗机构上下联动的癌症综合防治网络，依托现有资源加快提升区域癌症综合防治服务管理水平。

（3）进一步规范肿瘤登记制度，争取肿瘤登记覆盖全国 30% 以上人口，掌握全国和各省（区、市）癌症发病和死亡情况，绘制全国癌症地图。

（4）癌症防治核心知识知晓率达到 60%，成人吸烟率下降 3%。

（5）以肺癌、肝癌、胃癌、食管癌、大肠癌、乳腺癌、宫颈癌、鼻咽癌为重点，扩大癌症筛查和早诊早治覆盖面，争取重点地区、重点癌症早诊率达到 50%。

（6）完善重点癌症的诊疗规范，推广癌症机会性筛查和规范化诊疗，逐步提高重点癌症 5 年生存率，降低病死率。

《计划》的成功实施，需要达到以下 4 个要求：

（1）要从国家层面加强组织领导，完善肿瘤登记和癌症管理体系，政府、部门、社会共同协作参与。

（2）要加大国家财政对公共卫生领域和医疗保障领域事业的投资，加大保障力度，鼓励公私合作，吸引社会资本参与。

（3）要注重公共卫生医师和肿瘤专科医师的培养，加强人才储备，做到后继有人。

（4）要建立完善的全程监督制度，保证各地区工作开展到位、各部门责任落实到位，所有考核评估制度都要公开透明。《计划》的成功开展对我国公共卫生事业和保护人民群众身体健康具有十分重要的意义。

三、《脑卒中综合防治工作方案》

脑卒中是严重威胁我国居民健康的一种疾病。国内外大量的研究和实践证明，脑卒中是一种可防可控的疾病。党中央高度重视脑卒中防治工作。"十二五"期间，国家卫生计生委成立脑卒中防治工程委员会，坚持以人民健康为中心，坚持预防为主、防治结合、中西医并重，加强脑卒中防治体系建设，实施脑卒中综合防控策略和措施，开展脑卒中高危人群筛查和干预，推动疾病治疗向健康管理转变，为全国脑卒中防治工作提供业务指导和技术支持。为进一步加强脑卒中综合防治工作，降低脑卒中危害，保障人民群众健康权益，国家卫生计生委、国家中医药管理局制定了《脑卒中综合防治工作方案》（以下简称《方案》），基本目标是，在 2019—2020 年完成覆盖全国的脑卒中防治体系建设，基本形成科学、合理、规范的脑卒中防治分工协作机制。国家卫生计生委对脑卒中防治工作进行评估，总结工作经验，形成可复制和推广的有效模式。

《方案》具体内容，包括 10 个方面：

（1）深化部门协作，推进脑卒中综合防控策略。

（2）加强科普宣传，提高居民健康素养水平。

（3）推动关口前移，做好高血压等慢性病管理。

（4）坚持项目引领，加大高危人群筛查与干预力度。

（5）提升诊疗能力，推进多学科融合卒中中心建设。

（6）强化康复服务，提升脑卒中患者生活质量。

（7）发挥中医药作用，开展中医特色健康管理。

（8）加强体系建设，构建脑卒中全程管理服务模式。

（9）加大科研力度，推动成果转化和适宜技术应用。

（10）健全监测网络，提高信息化管理水平。

2016—2018 年，各地制定脑卒中综合防治工作方案，初步建成省、市两级脑卒中防治体系，提高脑卒中高危人群筛查和干预项目工作质量，有条件地区可根据服务需求扩大脑卒中高危人群筛查和干预项目受益人群。

同时，《方案》补充：

（1）我国各地高度重视脑卒中防治工作，完善协调机制，确定工作目标，统筹各方资源，制定并实施针对性的防治策略和措施。

（2）以全面深化医药卫生体制改革为契机，落实分级诊疗制度，通过提高公共卫生服务均等化水平，提升脑卒中高危人群筛查干预服务质量。

（3）在全国范围内进一步建立脑卒中防治技术培训体系，着力提高基层医疗卫生机构脑卒中防治服务能力。

（4）各相关部门对脑卒中防治工作开展督查考评，掌握工作进展，定期交流信息，及时督促整改，对防治效果进行综合评价。

四、《"十三五"深化医药卫生体制改革规划》

"十三五"时期，是我国全面建成小康社会的决胜阶段，也是建立健全基本医疗卫生制度、推进健康中国建设的关键时期。深化医改作为"十三五"时期全面深化改革的重要内容，受到党中央、国务院的高度重视。2016 年 12 月 27 日，国务院印发《"十三五"深化医药卫生体制改革规划》（以下简称《规划》），始终坚持把基本医疗卫生制度作为公共产品向全民提供的核心理念，坚持保基本、强基层、建机制的基本原则，坚持统筹安排、突出重点、循序推进的基本路径，攻坚克难，扎实推进改革各项工作，并在巩固前期改革成果、认真总结经验的基础上，进一步加强组织领导、制度创新和重点突破。部署加快建立符合国情的基本医疗卫生制度，推进医药卫生治理体系和治理能力现代化。

《规划》提出，要在 5 项制度建设上取得新突破：

（1）建立科学合理的分级诊疗制度。坚持居民自愿、基层首诊、政策引导、创新机制，到 2020 年，分级诊疗模式逐步形成，基本建立符合国情的分级诊疗制度。

（2）建立科学有效的现代医院管理制度。深化县级公立医院综合改革，加快推进城市公立医院综合改革。到 2020 年，基本建立具有中国特色的权责清晰、管理科学、治理完善、运行高效、监督有力的现代医院管理制度。

（3）建立高效运行的全民医疗保障制度。完善筹资机制，深化医保支付方式改革，加快推进基本医保全国联网和异地就医直接结算，提高大病保险对困难群众支付的精准性。

（4）建立规范有序的药品供应保障制度。实施药品生产、流通、使用全流程改革，建设符合国情的国家药物政策体系，理顺药品价格，保障药品安全有效、价格合理、供应充分。

（5）建立严格规范的综合监管制度。深化医药卫生领域"放管服"改革，构建多元化的监管体系，强化全行业综合监管，引导规范第三方评价和行业自律。

《规划》要求，要统筹推进相关领域改革，健全完善人才培养使用和激励评价机制，加快形成多元办医格局，推进公共卫生服务体系建设。要强化组织领导，强调责任落实，注重改革探索，强化科技支撑，推进国际合作，加强督查评估和宣传引导，确保各项措施落实到位。

五、《"十三五"卫生与健康规划》

党中央、国务院高度重视人民健康。党的十八届五中全会明确提出推进健康中国建设，从统筹推进"五位一体"总体布局和协调推进

"四个全面"战略布局出发，对未来一段时期发展卫生与健康事业、更好地维护和增进人民健康做出了制度性安排。为推进健康中国建设，根据《中华人民共和国国民经济和社会发展第十三个五年规划纲要》和《"健康中国2030"规划纲要》，国务院于2016年12月27日印发并实施《"十三五"卫生与健康规划》（以下简称《规划》）。

《规划》围绕"十三五"时期发展目标，从健康水平、疾病防控、妇幼健康、医疗服务、计划生育、医疗卫生服务体系、医疗卫生保障7个方面提出了25项主要发展指标。发展目标使制度体系更加成熟定型，卫生计生法律制度进一步健全，治理体系和治理能力现代化水平不断提升，健康融入所有政策取得积极进展。健康服务体系持续完善，医疗卫生服务能力大幅提升，更好地满足人民群众的基本医疗卫生服务需求和多样化、多层次的健康需求。

《规划》确定了卫生与健康领域要重点推进的10项工作任务。一是加强重大疾病防治，建立专业公共卫生机构、综合性医院和专科医院、基层医疗卫生机构"三位一体"的防控机制。二是推动爱国卫生运动与健康促进，推进健康城市和健康村镇建设，提高全民健康素养，增强人民体质。三是加强妇幼卫生保健和生育服务，保障妇女、儿童和青少年健康，有效降低孕产妇死亡率和婴儿死亡率。四是发展老年健康服务，推动医疗卫生与养老服务融合发展。五是维护好贫困人口、流动人口、残疾人等重点人群健康，促进健康公平。六是完善计划生育政策，改革完善计划生育服务管理，保持适度生育水平。七是提升医疗服务水平，保障医疗质量安全，基本建立符合国情的分级诊疗制度。八是加强中医药传承创新，健全中医药健康服务体系，推进中西医协调发展。九是加强卫生计生综合监督执法体系建设，强化食品药品安全监管。十是加快健康产业发展，支持社会力量以多种形式参与健康服务，满足人民群众多样化、多层次的健康需求。

《规划》确定发展目标为，到2020年，覆盖城乡居民的基本医疗卫生制度基本建立，实现人人享有基本医疗卫生服务，人均预期寿命在2015年基础上提高1岁，超过77.3岁。具体目标为：

（1）制度体系更加成熟定型。卫生计生法律制度进一步健全，治理体系和治理能力现代化水平不断提升，健康融入所有政策取得积极进展。

（2）健康服务体系持续完善。医疗卫生服务能力大幅提升，更好地满足了人民群众的基本医疗卫生服务需求和多样化、多层次的健康需求。

（3）疾病预防控制成效显著。预防为主，关口前移，普及健康生活方式，提升居民健康素养，有效控制健康危险因素，消除一批重大疾病。

（4）健康服务模式实现转变。机构间的分工协作更加紧密，家庭医生签约服务制度基本全覆盖，符合国情的分级诊疗制度基本建立。

（5）适度生育水平得到保持。全面两孩政策平稳实施，计划生育服务管理制度较为完善。

《规划》同时确定了卫生与健康领域要重点推进的工作任务，包括加强重大疾病防治、推动爱国卫生运动与健康促进、加强妇幼卫生保健和生育服务、发展老年健康服务、促进贫困人口等重点人群健康、完善计划生育政策、提升医疗服务水平、推动中医药传承创新发展、强化综合监督执法与食品药品安全监管、加快健康产业发展等。

六、《"十三五"国家老龄事业发展和养老体系建设规划》

为积极开展应对人口老龄化行动，推动老龄事业全面协调可持续发展，健全养老体系，2017年3月6日，国务院印发《"十三五"国家老龄事业发展和养老体系建设规划》（以下简称《规划》），明确了"十三五"时期促进老龄事业发展和养老体系建设的指导思想、基本原则、发展目标和主要任务。

《规划》指出，"十三五"时期是我国全面建成小康社会决胜阶段，也是我国老龄事业改革发展和养老体系建设的重要战略窗口期。

要坚持党委领导、政府主导、社会参与、全民行动，着力加强全社会积极应对人口老龄化的各方面工作，着力完善老龄政策制度，着力加强老年人民生保障和服务供给，着力发挥老年人积极作用，着力改善老龄事业发展和养老体系建设支撑条件，确保全体老年人共享全面建成小康社会新成果。

《规划》的发展目标为，到2020年，老龄事业发展整体水平明显提升，养老体系更加健全完善，及时应对、科学应对、综合应对人口老龄化的社会基础更加牢固。

（1）多支柱、全覆盖、更加公平、更可持续的社会保障体系更加完善。城镇职工和城乡居民基本养老保险参保率达到90%，基本医疗保险参保率稳定在95%以上，社会保险、社会福利、社会救助等社会保障制度和公益慈善事业有效衔接，老年人的基本生活、基本医疗、基本照护等需求得到切实保障。

（2）居家为基础、社区为依托、机构为补充、医养相结合的养老服务体系更加健全。养老服务供给能力大幅提高、质量明显改善、结构更加合理，多层次、多样化的养老服务更加方便可及，政府运营的养老床位数占当地养老床位总数的比例不超过50%，护理型床位占当地养老床位总数的比例不低于30%，65岁以上老年人健康管理率达到70%。

（3）有利于政府和市场作用充分发挥的制度体系更加完备。老龄事业发展和养老体系建设的法治化、信息化、标准化、规范化程度明显提高。政府职能转变、"放管服"改革、行政效能提升成效显著。市场活力和社会创造力得到充分激发，养老服务和产品供给主体更加多元、内容更加丰富、质量更加优良，以信用为核心的新型市场监管机制建立完善。

（4）支持老龄事业发展和养老体系建设的社会环境更加友好。全社会积极应对人口老龄化、自觉支持老龄事业发展和养老体系建设的意识意愿显著增强，敬老养老助老社会风尚更加浓厚，安全绿色便利舒适的老年宜居环境建设扎实推进，老年文化体育教育事业更加繁荣发展，老年人合法权益得到有效保护，老年人参与社会发展的条件持续改善。

《规划》的基本原则为:

(1) 以人为本,共建共享。坚持保障和改善老年人民生,逐步增进老年人福祉,大力弘扬孝亲敬老、养老助老优秀传统文化,为老年人参与社会发展、社会力量参与老龄事业发展和养老体系建设提供更多更好支持,实现不分年龄、人人共建共享。

(2) 补齐短板,提质增效。坚持问题导向,注重质量效益,力保基本、兜底线、补短板、调结构,不断健全完善社会保障制度体系,促进资源合理优化配置,强化薄弱环节,加大投入力度,有效保障面向老年人的基本公共服务供给。

(3) 改革创新,激发活力。坚持政府引导、市场驱动,深化简政放权、放管结合、优化服务改革,不断增强政府依法履职能力,加快形成统一开放、竞争有序的市场体系,保障公平竞争,改善营商环境,支持创业创新,激发市场活力。

(4) 统筹兼顾,协调发展。坚持把应对人口老龄化与促进经济社会发展相结合,促进老龄事业发展和养老体系建设城乡协调、区域协调、事业产业协调,统筹做好老年人经济保障、服务保障和精神关爱等制度安排,实现协调可持续发展。

《规划》提出了 8 个方面的主要任务:

(1) 健全完善社会保障体系。完善养老保险制度,健全医疗保险制度,探索建立长期护理保险制度,健全老年社会福利和社会救助制度,发展公益慈善事业。

(2) 健全养老服务体系。夯实居家社区养老服务基础,推动养老机构提质增效,加强农村养老服务。

(3) 健全健康支持体系。推进医养结合,加强老年人健康促进和疾病预防,发展老年医疗与康复护理服务,加强老年体育健身。

(4) 繁荣老年消费市场。丰富养老服务业态,增加老年用品供给,提升老年用品科技含量。

(5) 推进老年宜居环境建设。推动设施无障碍建设和改造,营造安全绿色便利生活环境,弘扬敬老养老助老的社会风尚。

（6）丰富老年人精神文化生活。发展老年教育，繁荣老年文化，加强老年人精神关爱。

（7）扩大老年人社会参与。培育积极老龄观，加强老年人力资源开发，发展老年志愿服务，引导基层老年社会组织规范发展。

（8）保障老年人合法权益。完善老龄事业法规政策体系，健全老年人权益保障机制，加大普法宣传教育力度。

七、《国家积极应对人口老龄化中长期规划》

2019 年 11 月 21 日，中共中央、国务院印发《国家积极应对人口老龄化中长期规划》（以下简称《规划》），近期至 2022 年，中期至 2035 年，远期展望至 2050 年，是到 21 世纪中叶我国积极应对人口老龄化的战略性、综合性、指导性文件。

《规划》指出，人口老龄化是社会发展的重要趋势，是人类文明进步的体现，也是今后较长一段时期我国的基本国情。人口老龄化对经济运行全领域、社会建设各环节、社会文化多方面乃至国家综合实力和国际竞争力，都具有深远影响，挑战与机遇并存。

《规划》强调，积极应对人口老龄化，是贯彻以人民为中心的发展思想的内在要求，是实现经济高质量发展的必要保障，是维护国家安全和社会和谐稳定的重要举措。要按照经济高质量发展的要求，坚持以供给侧结构性改革为主线，构建长远的制度框架，制定见实效的重大政策，坚持积极应对、共建共享、量力适度、创新开放的基本原则，走出一条中国特色应对人口老龄化道路。

《规划》明确了积极应对人口老龄化的战略目标，即积极应对人口老龄化的制度基础持续巩固，财富储备日益充沛，人力资本不断提升，科技支撑更加有力，产品和服务丰富优质，社会环境宜居友好，经济社会发展始终与人口老龄化进程相适应，顺利建成社会主义现代化强国，实现中华民族伟大复兴的中国梦。到 2022 年，我国积极应对人口老龄化的制度框架初步建立；到 2035 年，积极应对人口老龄化的制度安排更加科学有效；到 21 世纪中叶，与社会主义现代化强国相适应的应对人口老龄化制度安排成熟完备。

《规划》从5个方面部署了应对人口老龄化的具体工作任务。

（1）夯实应对人口老龄化的社会财富储备。通过扩大总量、优化结构、提高效益，实现经济发展与人口老龄化相适应。通过完善国民收入分配体系，优化政府、企业、居民之间的分配格局，稳步增加养老财富储备。健全更加公平、更可持续的社会保障制度，持续增进全体人民的福祉水平。

（2）改善人口老龄化背景下的劳动力有效供给。通过提高出生人口素质、提升新增劳动力质量、构建老有所学的终身学习体系，提高我国人力资源整体素质。推进人力资源开发利用，实现更高质量和更加充分就业，确保积极应对人口老龄化的人力资源总量足、素质高。

（3）打造高质量的为老服务和产品供给体系。积极推进健康中国建设，建立和完善包括健康教育、预防保健、疾病诊治、康复护理、长期照护、安宁疗护的综合、连续的老年健康服务体系。健全以居家为基础、社区为依托、机构充分发展、医养有机结合的多层次养老服务体系，多渠道、多领域扩大适老产品和服务供给，提升产品和服务质量。

（4）强化应对人口老龄化的科技创新能力。深入实施创新驱动发展战略，把技术创新作为积极应对人口老龄化的第一动力和战略支撑，全面提升国民经济产业体系智能化水平。提高老年服务科技化、信息化水平，加大老年健康科技支撑力度，加强老年辅助技术研发和应用。

（5）构建养老、孝老、敬老的社会环境。强化应对人口老龄化的法治环境，保障老年人合法权益。构建家庭支持体系，建设老年友好型社会，形成老年人、家庭、社会、政府共同参与的良好氛围。

《规划》要求，坚持党对积极应对人口老龄化工作的领导，坚持党政主要负责人亲自抓、负总责，强化各级政府落实规划的主体责任，进一步完善组织协调机制。推进国际合作，推动与"一带一路"相关国家开展应对人口老龄化的政策对话和项目对接。选择有特点和代表性的区域进行应对人口老龄化工作综合创新试点。建立健全工作机制、实施监管和考核问责制度，强化对规划实施的监督，确保《规划》落实。

八、《母婴安全行动计划（2018—2020年)》

2018年4月27日，国家健康委员会发布《母婴安全行动计划（2018—2020年)》，并自发布之日起在全国组织实施。这是国家健康委员会学习和贯彻党的十九届人民代表大会精神、落实"健康中国2030"、切实保障母婴安全而制定的行动规划。

发布《母婴安全行动计划（2018—2020年)》的重要意义：妇女儿童健康是全民健康的重要基石，也是衡量一个国家经济社会发展和人类发展的重要标准。做好妇幼健康工作，对于提高出生人口素质、提升全民的健康水平、推动经济社会可持续发展、构建和谐社会，都具有十分重要的意义。近年来，党中央、国务院高度重视妇女儿童的健康。"十三五"规划纲要和"健康中国2030"规划纲要都将母婴安全和儿童健康作为重要内容。2018年政府工作报告中明确提出，改善妇幼保健服务。我国计划在2020年全面建成小康社会，保障母婴安全，是亿万家庭对小康社会美好生活的殷切期盼，也是推动全面两孩政策进一步落实的重要举措，使人民获得感、幸福感、安全感更加充实、更有保障、更可持续。

《母婴安全行动计划（2018—2020年)》的总体要求和行动目标：行动计划要求以预防和减少孕产妇和婴儿死亡为核心，以落实母婴安全保障制度为重点，以提升医疗机构服务能力为抓手，以强化质量安全管理为保障，为群众提供安全、有效、便捷、温馨的妇幼健康服务，全力维护妇女儿童健康。此行动计划中明确指出，自2018—2020年，通过开展母婴安全行动，提升妇幼健康服务水平，降低孕产妇死亡率和婴儿死亡率，到2020年全国孕产妇死亡率下降到18/10万，全国婴儿死亡率下降到7.5‰。

《母婴安全行动计划（2018—2020年)》的行动内容：行动计划

重点强调了开展妊娠风险防范、危急重症救治、质量安全提升、专科能力建设、便民优质服务五大行动。例如，利用大众媒体，积极撰写科普文章，广泛开展健康教育与健康促进；设立生育服务咨询室，做好备孕咨询指导；使用全国统一的《母子健康手册》提供生育全程服务；完善质量管理体系，落实《医疗质量管理办法》；加强医疗安全管理，严格遵守医疗质量安全核心制度；在门诊合理安排B超等设备，增加胎心监护等可穿戴设备，逐步缩短检查等候时间；优化产科诊室布局和服务流程，集中产科门诊、超声检查、胎心监护、采血、尿检、缴费等环节，努力提供一站式服务；完善自助服务设备，提供便民服务设施，在儿科和儿童保健门诊设立母乳喂养室。规范落实孕前优生健康检查、产前筛查、新生儿疾病筛查等惠民利民政策和措施。

《母婴安全行动计划（2018—2020年）》的行动要求：第一，细化落实行动措施。第二，发挥典型示范作用。第三，加强舆论宣传引导。各地要将保障母婴安全摆在卫生健康工作的突出位置，精心组织实施，确保各项措施全面落实到位，并将工作进展、做法经验及时向国家卫健委报告。

九、《关于做好2018年国家基本公共卫生服务项目工作的通知》

2018年6月20日，国家卫生健康委、财政部、国家中医药管理局联合发布了《关于做好2018年国家基本公共卫生服务项目工作的通知》（以下简称《通知》）指出，2018年全国各地要继续实施12类项目，以稳妥推进基层高血压医防融合试点、积极开展基层糖尿病医防融合管理工作和推动电子健康档案向个人开放作为年度重点工作，并将人均基本公共卫生服务经费补助标准从50元提高至55元。

《通知》明确，新增经费主要用于以下两个方面：一是巩固12类项目，扩大服务覆盖面，适当提高服务补助水平，细化和完善服务内容，提高服务质量；二是统筹安排免费提供避孕药具和健康素养促进两个项目经费。中央财政将继续对各地给予补助，地方各级财政部门要足额安排补助资金。采取"先预拨、后结算"的方式，确保资金及时足额到位。新增经费重点向乡村医生倾斜，用于加强村级基本公共卫生服务工作。

《通知》强调，在完成 2017 年工作任务的基础上，合理确定农村地区乡村两级任务分工，把各项任务抓实抓好，各项任务具体指标参考 2017 年执行，不再额外加码，重点要把服务做实、做细、做精，提高群众感受度。

十、《综合防控儿童青少年近视实施方案》

2018 年 8 月 30 日，为贯彻落实习近平总书记关于学生近视问题的重要指示精神，切实加强新时代儿童青少年近视防控工作，经国务院同意，教育部、国家卫生健康委员会、国家体育总局、人力资源和社会保障部等 8 个部门联合印发了《综合防控儿童青少年近视实施方案》（以下简称《实施方案》）。

《实施方案》指出，儿童青少年是祖国的未来和民族的希望。近年来，我国儿童青少年近视率居高不下、不断攀升，近视低龄化、重度化日益严重，已成为一个关系国家和民族未来的大问题。全社会都要行动起来，共同呵护好孩子的眼睛，让他们拥有一个光明的未来。

《实施方案》提出了明确的目标：到 2023 年，力争实现全国儿童青少年总体近视率在 2018 年的基础上每年降低 0.5 个百分点以上，近视高发省份每年降低 1 个百分点以上。到 2030 年，实现儿童青少年新发近视率明显下降、视力健康整体水平显著提升，6 岁儿童近视率控制在 3% 左右，小学生近视率下降到 38% 以下，初中生近视率下降到 60% 以下，高中阶段学生近视率下降到 70% 以下。

《实施方案》明确了家庭、学校、医疗卫生机构、学生、政府相关部门应采取的防控措施。

（1）家长要增加孩子户外活动和锻炼，减轻孩子课外学习负担，保障孩子睡眠和营养，纠正孩子不良用眼行为，掌握孩子视力健康状况，发觉其视力异常时，及时到正规眼科医疗机构检查。

（2）学校要减轻学生学业负担，严格按照"零起点"正常教学，教室照明卫生标准达标率100%，每月调整学生座位，每学期调整学生课桌椅高度，严格组织全体学生每天上下午各做1次眼保健操，监督并纠正学生不良读写姿势，确保中小学生每天1小时以上体育活动，指导学生科学规范使用电子产品。按标准配备校医和必要的药械设备，每学期开展2次视力监测，增强学生主动保护视力的意识和能力。

（3）医疗卫生机构要从2019年起实现0～6岁儿童每年眼保健和视力检查覆盖率达90%以上，建立儿童青少年视力健康电子档案。县级以上综合医院普遍开展眼科医疗服务。

（4）学生要强化"每个人是自身健康的第一责任人"意识，主动学习掌握科学用眼护眼等健康知识，养成健康习惯。

《实施方案》强调，各省级人民政府的主要负责人要亲自落实方案的实施，将儿童青少年近视防控工作、总体近视率纳入政府绩效考核，严禁地方各级人民政府片面以学生考试成绩和学校升学率考核教育行政部门和学校，并建立全国儿童青少年近视防控工作评议考核制度，核实各地近视率并每年对各省级人民政府进行评议考核。

十一、继续深化医药卫生体制改革的重点工作

2021年6月17日，国务院办公厅印发《深化医药卫生体制改革2021年重点工作任务》（以下简称《任务》）指出，要认真落实党中央、国务院决策部署，深入实施健康中国战略，推广三明市医改经验，强化改革系统联动，促进优质医疗资源均衡布局，统筹疫情防控与公共卫生体系建设，继续着力推动把以治病为中心转变为以人民健康为中心，着力解决看病难、看病贵问题。

《任务》共涉及医药卫生行业四大方面、20项重点任务，其表明：一要进一步推广三明医改经验，加快推进医疗、医保、医药联动改革。要大力推广三明市医改经验，按照"腾空间、调结构、保衔

接"的路径，以降药价为突破口，同步推进医疗服务价格、薪酬、医保支付等综合改革。二要促进优质医疗资源均衡布局，完善分级诊疗体系。要推动优质医疗资源扩容和均衡布局，统筹谋划推进"十四五"时期区域医疗中心建设，完善合作方式和引导机制，推动试点医院与输出医院同质化发展，制定加快分级诊疗体系建设的政策文件。通过开展优质高效的整合型医疗卫生服务体系试点，持续推进县级医院（含中医医院）服务和管理能力建设，改善基层基础设施条件，发展社区医院。三要坚持预防为主，加强公共卫生体系建设。加强新冠疫情防控，坚持常态化防控和局部应急处置有机结合，毫不放松做好外防输入、内防反弹各项工作。同时，也要加强国家级公共卫生机构人才队伍和实验室建设，提升重大公共卫生应急和防控能力。四要统筹推进相关重点改革，形成工作合力。要推进全民健康信息化建设，制定全国医疗卫生机构医疗健康信息互通共享实施方案，破除信息壁垒，促进数据共享互认。

十二、医疗保障制度建立和机制完善

2020年12月9日，国务院第117次常务会议通过《医疗保障基金使用监督管理条例》（以下简称《条例》），2021年2月19日，由国务院总理李克强签署公布，并于5月1日起施行。国家医保局副局长施子海表示：2020年，国家医保局会同卫生健康部门检查了定点医药机构60余万家，加上定点医疗机构自查，共处理违法违规违约定点医药机构40余万家，追回医保基金223.1亿元，一半以上的定点医药机构在不同程度上都存在基金使用方面的问题。而该《条例》通过6个方面内容加大了对违法行为的处罚力度，提高了法律震慑力：一是明确了基金使用相关主体的职责；二是对构建行政监管、社会监督、行业自律相结合的监管体制作出了规定；三是对建立医保、卫生、中医药、市场监督、财政、审计、公安等部门的监管合作机制作出安排；四是对加强医保协议管理提出了要求；五是对监管的形式作出规范；六是对监督检查的措施及程序作出了规定。

　　《条例》始终坚持以人民健康为中心的价值取向：一是在立法目的方面体现了"为民"；二是在医保基金使用和享受医保经办服务方面体现了"便民"；三是在提供医药服务方面体现了"利民"。在2021年4月23日，国务院办公厅印发《关于建立健全职工基本医疗保险门诊共济保障机制的指导意见》，通过增强门诊共济保障功能、改进个人账户计入办法、规范个人账户使用范围、加强监督管理和完善与门诊共济保障相适应的付费机制等措施，更好地解决了职工医保参保人员门诊保障问题，切实减轻了其医疗费用负担。

　　中共中央政治局于2021年2月26日就完善覆盖全民的社会保障体系进行了第28次集体学习，习近平总书记作了重要讲话，提出"我国社会保障制度改革已进入系统集成、协同高效的阶段"，强调"完善覆盖全民的社会保障体系，促进社会保障事业高质量发展、可持续发展"。首先，鲜明的中国特色的社会保障体系体现了中国共产党领导和我国社会主义制度的政治优势，即坚持人民至上，树立以人民健康为中心，将医疗保障公平共享作为发展的根本出发点和立足点，围绕全覆盖、保基本、多层次、可持续发展目标加强医疗保障体系建设；其次，回应人民群众对高品质生活期待，需要明确医疗保障从基本保障到适度保障、从制度参保到实际参保、从形式公平到实质公平、从制度扩展到效率提升的制度目标；最后，把握系统集成、协同高效的发展阶段，按照《中共中央 国务院关于深化医疗保障制度改革的意见》提出"1＋4＋2"的总体改革框架，健全待遇保障、筹资运行、医保支付、基金监管4个机制，完善医药服务供给和医疗保障服务两个支撑，全面建成以基本医疗保险为主体，医疗救助托底，补充医疗保险、商业健康保险等共同发展的多层次医疗保障制度体系。通过参保、待遇、筹资、支付、监管等多方面机制的完善，健全覆盖全民、统筹城乡、公平统一、可持续的多层次全民医疗保障体系，不断满足人民群众多层次、多样化的健康需求，进一步织密医疗保障安全网，促进我国医疗保障事业高质量发展、可持续发展。

　　党的二十大报告提出，推进健康中国建设。人民健康是民族昌盛和国家强盛的重要标志。把保障人民健康放在优先发展的战略位置，完善人民健康促进政策。优化人口发展战略，建立生育支持政策体系，降低生育、养育、教育成本。实施积极应对人口老龄化国家战略，发展养老事业和养老产业，优化孤寡老人服务，推动实现全体老年人享有基本养老服务。深化医药卫生体制改革，促进医保、医疗、医药协同发展和治理。促进优质医疗资源扩容和区域均衡布局，坚持预防为主，加强重大慢性病健康管理，提高基层防病治病和健康管理能力。深化以公益性为导向的公立医院改革，规范民营医院发展。发展壮大医疗卫生队伍，把工作重点放在农村和社区。重视心理健康和精神卫生。促进中医药传承创新发展。创新医防协同、医防融合机制，健全公共卫生体系，提高重大疫情早发现能力，加强重大疫情防控救治体系和应急能力建设，有效遏制重大传染性疾病传播。深入开展健康中国行动和爱国卫生运动，倡导文明健康的生活方式。

参考文献

[1] 习近平. 高举中国特色社会主义伟大旗帜 为全面建设社会主义现代化国家而团结奋斗——在中国共产党第二十次全国代表大会上的报告 [R/OL]. （2022 - 10 - 16） https://politics.gmw.cn/2022 - 10/25/content_36113897.htm.

第七节 党的十八大以来的流行病学

党的十八大以来，流行病学得到了广泛的重视，在党中央的领导下建立了很好的防控机制，其中表现最为突出的就是 2013 年的禽流感和 2020 年的新冠疫情。

H7N9 型禽流感，是一种新型禽流感，感染该病毒早期会出现发热等症状。于 2013 年 3 月底在上海、安徽两地率先发现，是全球首次发现的新亚型流感病毒，当时尚未纳入我国法定报告传染病监测报告系统，至 2013 年 4 月初亦尚未有预防此类病毒的疫苗推出。至

2013年4月，尚未能证实此类病毒是否具有人传染人的特性。经调查，H7N9禽流感病毒基因来自东亚地区野鸟和中国上海、浙江、江苏鸡群的基因重配。截至2015年1月10日，全国确诊病例134人，其中37人死亡，76人痊愈。病例分布于北京、上海、江苏、浙江、安徽、山东、河南、台湾、福建、广东等地。

该疫情引起国家卫生健康委员会密切关注，并于病例出现当日下发通知，要求各地加强人感染H7N9禽流感疫情防控工作，实行人感染H7N9禽流感病例个案报告制度。自2013年4月4日起，在已报告确诊病例的省份启动疫情信息日报告制度。各级各类医疗机构发现符合监测定义的病例后，须于24小时内进行网络直报。各级各类医疗机构发现人感染H7N9禽流感疑似病例、确诊病例后，应当于2小时内进行网络直报，并加强密切接触者追踪管理、疫情溯源、流行病学调查和实验室检测等工作。此次疫情，对公共卫生领域是一个巨大的挑战，也为传染病防治措施的落实敲响警钟，即新发传染病将会是社会要面临和应对的巨大挑战。

一、《中华人民共和国疫苗管理法》

2019年6月29日，第十三届全国人民代表大会常务委员会第十一次会议通过了《中华人民共和国疫苗管理法》，自2019年12月1日起施行。制定和实施这部法律，是贯彻落实习近平总书记坚持以人民为中心的发展思想、改革和完善我国疫苗管理体制的重要举措，为促进我国疫苗事业健康发展、切实维护人民群众身体健康提供了坚强有力的法治保障。

制定疫苗管理法的重要意义在于：疫苗关系人民群众生命健康，关系公共卫生安全，是国家战略性、公益性产品。制定疫苗管理法，实行最严格的疫苗管理制度，对于坚决守住疫苗质量安全底线、维护最广大人民群众身体健康，具有非同寻常的重要意义。

疫苗管理法的精神实质和核心内容表现在：确保疫苗质量安全，这是一条不可挑战的底线。新制定的疫苗管理法，坚持以习近平新时代中国特色社会主义思想为指导，明确疫苗管理的目标、定位和原则，构建疫苗管理制度的"四梁八柱"，加大对疫苗行业、免疫规划事业发展的支持力度，坚持问题导向，严惩各种违法行为，全方位筑牢疫苗安全的法治根基，必将有力推动健康中国战略的深入实施。

疫苗管理法的贯彻实施，包括 3 点：①全面贯彻实施疫苗管理法，②抓紧完善相关配套法规制度，③加强疫苗管理法的宣传与普及。

二、《普通高等学校传染病预防控制指南》

2019 年 1 月 23 日，教育部、国家卫生健康委员会印发了推荐性卫生行业标准《普通高等学校传染病预防控制指南》（以下简称《指南》），自 2019 年 7 月 1 日起施行。该标准规定了普通高等学校法定传染病预防控制工作的范围、预防、控制和保障等要求，适用于普通高等学校的传染病预防控制工作，其他可能导致群体流行或群体性不明原因疾病的预防控制工作可参照执行。《指南》的发布，为今后切实做好高校传染病预防控制工作，维护高校师生健康提供了有力保障和依据。

《指南》从预防、控制和保障这三个维度，对普通高等学校传染病防控的具体工作作出规定。

（1）预防。在健康教育方面，学校应定期对学生进行传染病预防控制知识、技能的健康教育。新生入学后 1 个月内健康教育培训应不少于 1 学时；在校期间应开展形式多样的健康教育，每学年不少于 1 学时。在健康管理方面，学校应建立定期体检制度和师生员工健康档案，学校应配合当地卫生行政部门做好学生预防接种管理。对出现的传染病或疑似传染病病例，学校应向当地卫生行政部门指定的疾病预防控制机构报告，并在卫生行政部门的指导下，做好传染病预防控制管理工作。在卫生管理方面，学校应按照现行相关国标的规定保障学生的饮食、饮水安全，为学生提供安全、卫生的环境。传染病流行季节应加强教室、图书馆等人群聚集场所的通风换气和校园公共设施及公用器具的保洁和消毒工作。

（2）控制。学校应建立健全传染病疫情报告制度，明确学校传染病疫情报告人、报告时限和流程，并公布学校传染病疫情报告单位及部门的联系方式，保证传染病疫情信息的及时报告。在校学生、教职工及学校医疗卫生机构在发现传染病患者或疑似传染病患者以及自觉有疑似传染病症状发生时，应立即报告学校传染病疫情报告人和当地卫生行政部门指定的疾病预防控制机构。学校应在当地卫生行政部门的指导下实行晨检、午检或晚检，对各班学生的出勤及健康状况进行登记，并配合当地卫生行政部门做好传染病疫情的控制和患者的救治，落实卫生行政部门提出的防控措施。若发生传染病暴发疫情，学校应根据卫生行政部门的建议，取消大型聚集活动，如必须举办，尽量在室外举行，并尽可能缩短人群聚集的时间。师生员工应依法接受卫生行政部门的调查、样本采集、密切接触者筛查、隔离治疗、预防接种等预防控制措施。患传染病的学生，休、退学应根据病情、病种，按照学籍管理规定执行。病愈且隔离期满时，应持学校医疗保健机构认可的有效证明到学校或院系教务部门查验后方可复课。

（3）保障。学校应建立校领导负责的传染病预防控制工作体系和工作制度。在卫生部门的技术指导下，制定传染病预防控制应急预案和相关制度。学校应有专门负责传染病预防控制的医疗保健机构和卫生技术人员，并定期参加上级主管部门及相关业务部门组织的传染病预防控制业务培训、接受监督检查和业务技术指导等。

三、新时期的血吸虫病监测工作

随着《血吸虫病综合治理重点项目规划纲要（2009—2015 年）》的全面实施，我国血吸虫病疫情进一步下降。在巩固现有防治成果的基础上，我国血吸虫病防控目标将由"传播阻断"向"消除"迈进。《全国血吸虫病监测方案（2014 年版）》（以下简称《2014 年版监测方案》），已经难以适应新形势下血吸虫病防治新目标的要求。为此，在对各省级血吸虫病防治机构征求意见的基础上，中国疾病预防控制中心寄生虫病预防控制所对《2014 年版监测方案》中的监测内容、任务量以及相关信息收集方式等，进行了进一步调整和完善。

2020 年 4 月 15 日，中国疾病预防控制中心印发了《全国血吸虫病监测方案（2020 年版）》（以下简称《2020 年版监测方案》），这标志着我国血吸虫病监测工作进入新阶段。在《2014 年版监测方案》中，仅要求省级疾病预防控制机构基于本省实际选择若干村或一定区域开展钉螺监测，并未对工作量进行量化，风险监测点的设置数量及环境也未作明确要求，因此导致各省的完成质量无可比性。而《2020 年版监测方案》，则将风险监测工作具体化，要求在所有有钉螺的县均开展风险监测。在未达传播阻断的有钉螺县，选择 3 个村开展风险监测。同时，从达到传播阻断或消除的有钉螺县中抽取不少于20% 的县开展风险监测，每个抽中县应选 2 个村开展野粪和钉螺的采集与监测。对于传播阻断或消除的无钉螺县，是否开展风险监测不作要求，但若出现钉螺复现，则应开展风险监测。因此，《2020 年版监测方案》进一步明确了不同类型地区风险监测的范围及质量要求，为风险监测工作的质量控制提供了基础。

新时期血吸虫病监测工作的重点是：

（1）传播控制后的监测目的随着防治目标从疾病控制转向消除，监督、评估和监测活动等也要相应地从观测疾病发病和病死转向发现感染和测量传播。对于传播控制后的血吸虫病监测，宏观上讲是为了发现、调查和消除持续的传播，以预防和治愈感染，从而最终实现消除的目标；微观上讲，监测就是发现和确诊病例、进行个体治疗和流行病学调查、媒介调查，通过群体化疗、环境消杀等措施消除疫点，并进行病例随访和社区随访，因此这一阶段"监测工作的本身就是干预措施"。在传播控制地区，由于内源性人、畜病例以及中间宿主钉螺尚存在，疫情尚不稳定，因此监测的重点应主要围绕"查找并清除内源性人、畜病例、控制钉螺、监测血吸虫病流行相关因素"展开。而传播阻断地区因已无内源性病例，所以监测的重点则是："查灭残存钉螺、防控外源性传染源以及尚存和潜在的危险因素"。因此，在疾病防治由控制走向消除的过渡时期，"监测—响应"成为能否达到消除的关键措施之一。

（2）要研究敏感高效的监测指标，建立科学合理的指标体系监测指标是监测体系的重要组成部分，只有围绕监测指标，有针对性地收集相关数据和信息，然后进行分析研究，才能保障监测工作的有效性，并尽可能减少资源浪费。根据敏感性、及时性和可操作性的原则，血吸虫病监测应选择能反映其疫情发生、发展的一系列有内在联系的指标，不仅包括病情、螺情等疫情指标，还应包括与血吸虫病传播密切相关的传染源、媒介遗传信息、生态环境、社会经济因素等监测指标要素。

（3）开展多途径监测，探索综合性监测管理模式长期、有效的疫情监测是各级疾病预防控制机构掌握疾病流行趋势及规律，指导传染病防治的重要手段，而有效的监测管理模式，则是保障监测体系正常运转、确保监测质量的基础。在我国，血吸虫病疫情控制阶段的监测主要是以社区人群为标靶来确定发病率变化和重点防治对象的哨点监测，属于单一的主动监测。但在传播控制和传播阻断地区，由于人、畜血吸虫感染水平极低，影响传播的因素众多，全面开展主动监测会造成巨大的资源浪费，因此需要考虑监测体系的效率。通过提高被动监测的效果、共享和交汇其他行业监测数据、与其他疾病联合开展综合性监测等管理措施，在一定程度上可以弥补主动监测的缺陷。

（4）完善高素质的监测队伍，提高监测能力和突发疫情应对能力。一支稳定而具有高素质的监测队伍，对提高血吸虫病防治效果、巩固防治成果十分重要。随着卫生体制改革的进行，血吸虫病流行区达到传播控制、传播阻断后，大多数独立的血防专业机构会与当地疾病预防控制中心合并，从事血防专业的人数、政府投入的防治经费等均会有所变化。因此，在有限的卫生资源下，通过核定血防人员编制，严格准入标准，保证每个防控单位至少分别有 1 名熟练掌握血吸虫病流行病学调查技术和实验室检测技术的专业人员，并且通过有计划、有目的的血吸虫病监测技能培训和突发疫情处置演练，确保有一支信息灵敏、反应快速、能及时发现问题、处置突发疫情的血吸虫病监测队伍。

四、新冠疫情的防控及应对

自新冠疫情发生以来，党中央进行全面部署，充分发挥各级党组织的作用，全面落实联防联控措施，构筑群防群治严密防线，从"防—控—治"入手，打响了这场疫情防控的战争。全体人民同舟共济，凝聚起众志成城应对突发传染病的强大力量。

首先，既尊重生命又保护健康。中共中央对各级党委和政府提出"三个一以贯之"要求和创新路线图。自疫情发生以来，党中央多次召开专题会议研究、部署、落实如何打好疫情防控的人民战争、总体战、阻击战，并提出要把保障人民群众生命安全和身体健康放在第一位、在坚持党中央集中统一领导下做到全国一盘棋、发挥"关键少数"的关键作用三个方面一以贯之。最为关键的，是要从防控重点地区疫情、救治患者、加强科研攻关、维护正常经济社会秩序、宣传教育和引导舆论、统筹抓好改革发展稳定特别是决胜全面建成小康社会与决战脱贫攻坚的重点任务、总结经验教训等方面来抓实抓细疫情防控工作。各级党委和政府要集中各方资源，解决患者救治、医护人员身心健康、疫区资源分配、居民生活必需品等问题。

其次，地方政府不断创新、全力以赴应对战"疫"大考。处置传染病突发公共卫生事件，需要各级党委与政府有效应对各种复杂局面，不断创新拓宽思路，进行科学防控，全力救治患者；做好物资供应，根据实际情况形成联防联控联保联护机制，提高疫情治理效能。

最后，营造抗"疫"的良好社会环境。党政军群机关和企事业单位等全力奋战，医务工作者、人民群众全力协同，形成全面部署、全面动员、全面加强疫情防控工作的局面。

党的十八大以来，中国科学、高效地做好突发公共卫生事件的应对工作，H7N9 等新发传染病、中东呼吸综合征等境外输入疫情得到成功处置，抗击新冠疫情斗争取得重大战略成果。2022 年 10 月 16日，中国共产党第二十次全国代表大会在北京人民大会堂开幕，习近平总书记代表第十九届中央委员会向大会作报告。该报告指出，面对突如其来的新冠疫情，我国坚持人民至上、生命至上，坚持动态清零不动摇，开展抗击疫情人民战争、总体战、阻击战，最大限度保护了人民生命安全和身体健康，统筹疫情防控和经济社会发展取得重大积极成果。

此外，党的二十大提出，全面推进健康中国建设，创新医防协同、医防融合机制，健全公共卫生体系，加强重大疫情防控救治体系和应急能力建设，有效遏制重大传染性疾病的传播。

（1）把保障人民健康放在优先发展的战略位置。

（2）深化医药卫生体制改革，促进医保、医疗、医药协同发展和治理。

（3）加强重大慢性病健康管理。

（4）深化以公益性为导向的公立医院改革，规范民营医院发展。

（5）发展壮大医疗卫生队伍，把工作重点放在农村和社区；提高重大疫情早发现能力，加强重大疫情防控救治体系和应急能力建设，有效遏制重大传染性疾病传播；深入开展健康中国行动和爱国卫生运动。

参考文献

单珊. 党的十八大以来我国突发公共卫生事件应急管理体系建设的重大成就和重要经验［J］. 管理世界，2022（10）.

第八节　党的十八大以来的卫生法律法规与监督

一、基本医疗卫生健康法制定与实施

2019 年 12 月 28 日，第十三届全国人民代表大会常务委员会第十五次会议通过《中华人民共和国基本医疗卫生与健康促进法》（以下简称《促进法》），并于 2020 年 6 月 1 日起实施。该法将"国家实施健康中国战略"写入法律，为健康中国建设提供法治保障，是推进卫生与健康领域治理体系和治理能力现代化的重要举措。《促进法》总结了我国医药卫生体制改革的经验，就落实党中央、国务院在基本医疗卫生与健康促进方面的战略部署做出了顶层的、制度性的、基本的安排，是我国卫生与健康领域的第一部基础性、综合性法律，对于推动我国卫生与健康领域法治建设，在卫生与健康工作中落实全面依法治国方略具有基础性和全局性作用，对于构建中国特色基本医疗卫生制度，全方位全周期保障人民健康，推进健康中国建设具有重要意义。

《促进法》明确了我国医疗卫生与健康事业应当坚持以人民为中心，为人民健康服务，规定了医疗卫生事业应当坚持公益性原则，基本公共卫生服务由国家免费提供；医疗卫生服务体系坚持以非营利性医疗卫生机构为主体、营利性医疗机构为补充；政府举办非营利性医疗卫生机构，在基本医疗卫生事业中发挥主导作用，保障基本医疗卫生服务公平可及。同时还确立了健康优先发展的战略地位，强调健康理念融入各项政策，体现了卫生与健康工作理念从"以治病为中心"到"以人民健康为中心"的转变，是我国医药卫生事业的核心。

《促进法》依据《中华人民共和国宪法》制定，为了发展医疗卫生与健康事业，保障公民享有基本医疗卫生服务，提高公民健康水平，推进健康中国建设。该法对促进基层医疗卫生发展进行了详细的规定，包括医疗机构配置、分级诊疗医疗服务下沉、医疗卫生人才建设、边远贫困地区保障等内容，力推"强基层"的基本政策，回应健康中国战略实施的立法目的。与此同时，该法明确规定："国家建立健全机构自治、行业自律、政府监管、社会监督相结合的医疗卫生综合监督管理体系"。这一规定，打破了目前"医、药"两线，主管部门各负其责的分治格局，引入了行业自律和社会监督机制。

党的二十大报告提出，必须更好发挥法治固根本、稳预期、利长远的保障作用，在法治轨道上全面建设社会主义现代化国家，推进健康中国建设。始终坚持在法治轨道上统筹推进疫情防控和经济发展，全方位、全生命周期维护人民健康，为全面建设社会主义现代化国家提供坚实的卫生健康法治保障。

第九节　党的十八大以来的健康教育学

一、抑郁症防治特色服务工作

为贯彻落实《健康中国行动（2019—2030年）》心理健康促进行动有关要求，加大抑郁症防治工作力度，鼓励社会心理服务体系建设试点地区探索开展抑郁症防治特色服务，国家卫生健康委办公厅于2020年9月11日印发了《探索抑郁症防治特色服务工作方案》（以下简称《方案》），确定了2022年试点地区的工作目标，包括：公众对抑郁症防治知识知晓率达80%、抑郁症就诊率提升50%等。

与此同时，《方案》明确了六项重点任务。一是加强防治知识宣教。要求试点地区广泛开展抑郁症防治知识科普宣传。二是开展筛查评估。要求医疗卫生机构通过线上线下多种形式，开展抑郁症筛查。三是提高早期诊断和规范治疗能力。要求各级医疗卫生机构加大对非精神专科医师的培训，提高抑郁症识别和诊疗能力。四是加大重点人群干预力度。针对青少年、孕产妇等人群，分别提出心理健康服务措施。五是强化心理热线服务。要求将心理援助热线建设成为公众进行心理健康咨询的便捷平台。六是及时开展心理干预。要求各地建立健全专业化心理危机干预队伍，在突发事件发生时及时组织开展心理疏导和心理干预。

二、全面推进健康中国建设

2003年的"非典"、2020年的新冠疫情这些突发事件的暴发，既威胁人们的生命健康，又予我们以警示：不但要注重个人卫生，而且要关注公共卫生建设。2021 年 3 月 14 日，十三届全国人大四次会议通过《中华人民共和国国民经济和社会发展第十四个五年规划和2035 年远景目标纲要》（以下简称《纲要》）提出，要全面推进健康中国建设，坚持预防为主的方针，完善国民健康促进政策，织牢国家公共卫生防护网，为人民提供全方位全生命周期健康服务。与此同时，《健康中国 2030 规划纲要》中明确指出，要建立专业公共卫生机构、综合和专科医院、基层医疗卫生机构"三位一体"的重大疾病防控机制，建立信息共享、互联互通机制，推进慢性病防、治、管整体融合发展，实现医防结合。加强疾病预防控制工作，是健康中国建设最重要、最关键、最艰巨、最紧迫的任务之一。

要真正实现健康中国和全民健康，就需要构建强大公共卫生体系，要坚持预防为主，全面提高人民健康水平，加强慢病防控，加强健康教育，强化覆盖全民的公共卫生服务；要落实医疗机构公共卫生责任，创新医防协同机制；要完善突发公共卫生事件监测预警处置机制，加强实验室监测网络建设，健全医疗救治、科技支撑、物资保障体系，提高应对突发公共卫生事件能力；要建立分级分层分流的传染病救治网络，建立健全统一的国家公共卫生应急物资储备体系。在全面推进健康中国战略建设时期，着力发展公共卫生建设可以全方位、全周期地为人民健康做出保障，走出一条中国特色卫生与健康发展道路，为新时代中国特色社会主义伟大实践做出贡献。

首先，要坚持党的领导，把预防疾病作为公共卫生和健康中国的主要方针，要时刻记得国家的卫生观念，发挥国家的公共卫生职能和作用。我们要服从党和领导的方针政策，紧随国家的步伐。在发生重大疾病和突发疾病的时候，要服从政府的决议和安排，做到我为人人、人人为我，正确面对疫情和疾病的发生，坚持由政府做主导性领导，各有关部门、地区、居民正确面对和处理疾病。

其次，要以健康管理为抓手，整合公共卫生资源。从建设健康中国的高度，审视新时期公共卫生体系的设计和发展方向，将公共卫生体系建设与健康中国建设有机结合。公共卫生体系的构建，应根据现代公共卫生危机的治理理论，结合我国疫情防控的实践经验，将疫情防控中的部门协作、举国动员、平战结合的做法，将制度优势转化为治理效能。从"将健康融入万策"的角度看，健康不仅关涉个体的生活行为习惯，而且也是一项制度安排和普遍性的政策。只有政策体现和运用健康理念，支持性的健康环境才能建立起来。

另外，要以基本公共卫生服务各类项目为抓手，加强疾病预防控制体系网底建设。疾病预防控制系统是公共卫生服务体系的重要组成部分，要积极探索构建覆盖全生命周期的"互联网＋公共卫生"平台。同时，还要切实出台相关政策，提高疾病控制及公共卫生人员薪酬待遇。在落实好基本公共卫生服务项目资金和激励机制的同时，公共卫生机构要加强对基层基本公共卫生服务项目工作的技术指导和督导考核，加强基层医疗机构公共卫生组织建设。

健康中国战略，是一项长期系统工程。随着小康社会的全面建成，人民生活水平大幅提高，多层次、多样化的健康服务需求将进一步增长。公共卫生工作要以人民健康为中心，持续完善配套措施和政策，不断改革公共卫生领域的薄弱环节，最大程度降低风险。注重治理效能，不断提升公共卫生治理水平，着力打造有利于居民健康的社会环境，为提高人民健康水平、服务健康中国建设夯实基础。

党的二十大报告指出：基层医疗卫生事关亿万群众身体健康。党和政府历来高度重视农村和基层卫生工作，坚持把人民健康放在优先发展的战略地位，提出新时代卫生与健康工作方针，将"以基层为重点"放在首要位置。把基层医疗卫生服务体系建设作为基础性工作，不断改善基层基础设施条件，提高基层防病治病和健康管理的能力，经过多年持续努力，取得了积极的进展与成效。

（1）我国建成世界上规模最大的医疗卫生体系。面对突如其来的新冠疫情，我国始终坚持人民至上、生命至上，坚持动态清零不动摇，最大限度保护了人民生命安全和身体健康，统筹疫情防控和经济社会发展取得重大积极成果。

（2）截至2021年底，全国建有各类基层医疗卫生机构近98万个，卫生人员超过440万人，实现街道、社区、乡镇、村屯全覆盖。

（3）我国每年为重疾患者及重点人群提供 10 多亿人次健康管理服务。基层机构开展的项目从 10 类扩展至 12 类，每年为重点疾病患者、儿童（0～6 岁）、孕产妇、老年人（65 岁及以上）等重点人群提供 10 多亿人次的健康管理服务。成立 32 万个村居公共卫生委员会，推动家庭医生签约服务创新发展，夯实新冠疫情社区防控基础。

（4）我国基层医疗服务能力得到提升，以社区卫生服务中心和乡镇卫生院为基础建设社区医院，出台社区医院基本标准和医疗质量安全核心制度要点，乡镇卫生院、社区卫生服务中心服务能力标准。至 2021 年底，招收农村定向服务医学生 7 万余名，建成社区医院超过 2600 家，村医队伍中执业医师和执业助理医师数量从 23.3 万上升到 47.6 万，医疗服务人员的素质能力得到不断提升。

党的二十大报告总结新时代十年的伟大变革，提出推进健康中国建设的工作要求：

（1）把保障人民健康放在优先发展的战略位置。

（2）建立生育支持政策体系，降低生育、养育、教育成本。

（3）实施积极应对人口老龄化国家战略，发展养老事业和养老产业，优化孤寡老人服务。

（4）深化医药卫生体制改革，促进医保、医疗、医药协同发展和治理。

（5）加强重大慢性病健康管理。

（6）深化以公益性为导向的公立医院改革，规范民营医院发展。

（7）发展壮大医疗卫生队伍，把工作重点放在农村和社区。

（8）重视心理健康和精神卫生。

（9）促进中医药传承创新发展。

（10）提高重大疫情早发现能力，加强重大疫情防控救治体系和应急能力建设，有效遏制重大传染性疾病传播。

（11）深入开展健康中国行动和爱国卫生运动。

参考文献

［1］中共中央党校（国家行政学院）中共党史教研部编. 中国

共产党防治重大疫病的历史与经验［M］. 北京：人民出版社，2020.

　　［2］范春，赵苒，郭东北，等. 公共卫生史［M］. 厦门：厦门大学出版社，2021.

　　［3］李洪河. 往者可鉴：中国共产党领导卫生防疫事业的历史经验研究［M］. 北京：人民出版社，2016.

　　［4］吴绍棠. 基层党建引领农村卫生事业改革发展研究［M］. 北京：人民出版社，2021.

　　［5］单珊. 党的十八大以来我国突发公共卫生事件应急管理体系建设的重大成就和重要经验［J］. 管理世界，2022（10）.